できると言われる看護のオキテ

[監修]
松村麻衣子
大阪信愛学院大学
看護学部精神看護
専門看護師

寺田亜季子
日本赤十字社
医療センター
急性・重症患者看護
専門看護師

大森 泉
クローバースマイル
訪問看護ステーション
慢性疾患看護専門看護師

[著]
かげ
はや
ソファちゃん
ツナ。
kei

Gakken

執筆者・監修者一覧

執筆（掲載順）

かげ

はや

ソファちゃん

ツナ。

kei

監修

松村麻衣子
大阪信愛学院大学看護学部
精神看護専門看護師

寺田亜季子
日本赤十字社医療センター
急性・重症患者看護専門看護師

大森　泉
クローバースマイル訪問看護ステーション
慢性疾患看護専門看護師

はじめに

　本書をお手に取っていただきありがとうございます。

　こちらの本は、医療者+イラストレーターである5人の著者が
イラストを通して「看護師に必要な現場での基本」と「元気」を届ける本です。

「はたらく看護師さんに向けて元気の出る本を作りたい」

　ある打ち合わせで、多くの看護師、看護学生と長く対話をしてきた編集者の向井さん
から、本書の企画と今まで出会ってきた新人看護師、看護学生さんたちとのエピソード
を聞きました。

　それは、就職後に学生の頃とは違った環境に苦労し「自分が看護師としてやっていけ
るのだろうか」という漠然とした不安、そして働くにつれて「もう辞めたい」「看護師と
して向いていないのでは」という思いを抱く方が少なくなかったという話でした。

　そしてそんな看護師の方々と言葉を交わす中で、些細な一言や励ましでもそれが届く
瞬間があり、少しばかり孤独感を和らげたり、元気づけられた感触を得たと言います。
「辛さを感じている只中で"1人じゃないよ"という気づきはとても心強かった」。それから
何年も経った今でも看護師を続けている方からの言葉だったそうです。

　お話を聞きながら、かつての自分も新人の頃は同じように日々に追われ元気が出なく
て、看護師を辞めたくなるような気持ちになったことを思い出して、みんな同じ気持ちに
なるんだという思いと同時に、そんな新人さんに「元気」を届けて、少しでも前向きに働
ける人が増えるような本ができたらと思いました。

　元気の届け方はきっとたくさんあります。対話で元気を届けたり、文章を送ったり、
動画で発信をしたり……さまざまな方法がありますが、本書ではイラストとまず必要な
看護知識を通して元気を届けます。

　今回、集まった医療者+イラストレーターは、さまざまな領域を強みにイラストで知識
とともに「元気」を届けられるよう、工夫を凝らしました。

　また、現場で実践できるよう医療情報の精度を上げるために監修としてスペシャリス
トの方々にご協力いただきました。松村さん、寺田さん、大森さんに感謝申し上げます。

　本書が看護の仕事においての皆様の学びと前向きに働ける、元気になれる一助とな
りましたら幸いです。

2025年3月　編集チームを代表して

看護師のかげ

この本の使い方

新人看護師さんにここだけはおさえてほしい
ポイントや知識をイラストで
わかりやすくまとめています。

各Partで場面を乗り切るそれぞれのオキテ

01 生活のオキテ〜元気に過ごす〜

元気に過ごす3か条
1. 必要な身だしなみと持ちものを知っておく
2. 仕事の日の流れをルーティン化することで疲れにくくなる
3. 臨床はイレギュラーなことが多いので早めの対応が大切

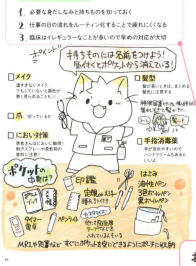

看護師の勤務形態

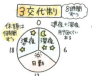
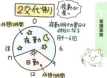

2交代制の病院が多い

夜勤のオキテ

☆ カフェインをとる
夜勤前に300mgほどとる
→夜勤休憩後（後半戦）はとらないほうがいい

☆ 夜勤中はなるべく仮眠をとる
普段と同じ時間帯の中で仮眠を
とるのがベストだけど
まずは横になるだけでもOK！

☆ 夜勤後も仮眠をとる
暗く、静かに過ごす

おさえてほしいポイント・知識

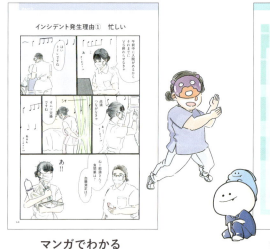

マンガでわかる

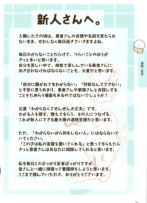

全員からのメッセージ

気になるPartから読むのもOK！

ポイントの確認をするチェックボックス

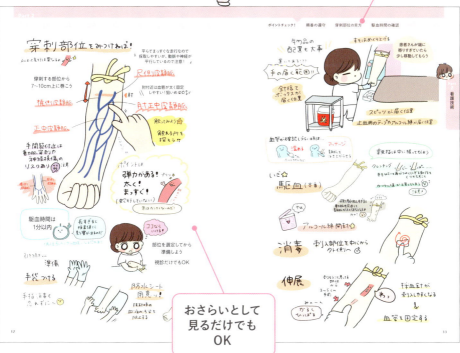

おさらいとして見るだけでもOK

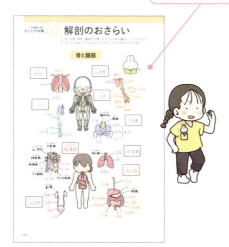

他職種を知ろう

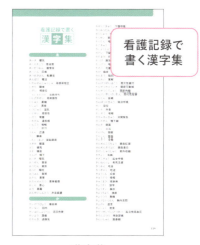

看護記録で書く漢字集

漢字集

目次

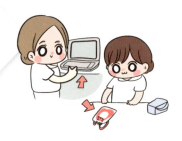

執筆者・監修者一覧 …… 2
はじめに …… 3
この本の使い方 …… 4
筆者紹介 かげ …… 10
筆者紹介 はや …… 11
筆者紹介 ソファちゃん …… 12
筆者紹介 ツナ。 …… 13
筆者紹介 kei …… 14

Part 1

まずは知っておく看護業務 …… 15

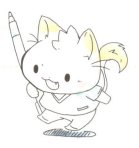

01 元気に過ごす生活のオキテ …… 16
02 日勤と夜勤のオキテ …… 18
03 情報収集のオキテ …… 20
04 報告のオキテ …… 22
05 緊急対応のオキテ …… 24
06 CPR、DNARについて知っておこう …… 26
　● 看護師 かげより …… 28

Part 2

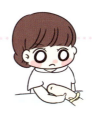

おさえておきたい 看護技術 ……29

- 01 静脈血採血のオキテ …… 30
- 02 輸血のオキテ …… 38
- 03 スタンダードプリコーション …… 48
  - ◆ 看護師 はやより …… 52

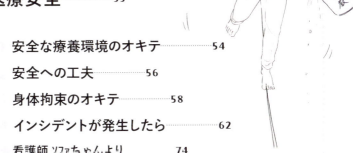

現場で考えたい 医療安全 …… 53

- 安全な療養環境のオキテ …… 54
- 安全への工夫 …… 56
- 身体拘束のオキテ …… 58
- インシデントが発生したら …… 62
- 看護師 ソファちゃんより …… 74

Part 4

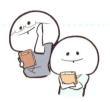

退院支援や在宅看護 …… 75

- 01 情報収集のオキテ …… 76
- 02 聞き方のオキテ …… 77
- 03 日々の援助のオキテ …… 78
- 04 サマリーのオキテ …… 80
- 05 他職種のオキテ …… 82
- 06 訪問看護のオキテ …… 85
- 07 退院間際のオキテ …… 86
- 08 在宅のオキテ　膀胱留置カテーテル …… 87
-    在宅のオキテ　点滴 …… 88
-    在宅のオキテ　酸素療法 …… 90
-    在宅のオキテ　吸引 …… 92
-    在宅のオキテ　経管栄養 …… 94
- ◆ 新人さんへ …… 95
- ◆ 看護師ツナ。より …… 96

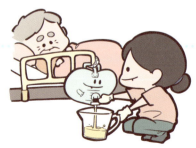

Part 5

PT目線で見る からだの知識......97

- 01 リハビリテーション室......98
  - 各リハビリスタッフの役割......99
- 02 解剖学のおさらい......100
- 03 意識障害の評価......102
- 04 ポジショニングのオキテ......104
- 05 ラポール形成のオキテ......106
- 06 起居動作介助のオキテ......110
- 07 移乗介助のオキテ......112
- 08 徒手筋力テスト（MMT）のオキテ......114
- 09 福祉用具について......116
  - ◆理学療法士 keiより......118

看護記録で書く漢字集......119

索引......123

参考文献......127

装丁・本文デザイン　野村里香
DTP　株式会社センターメディア
校正　ボーテンアサセくりみ
編集　高木那菜

> 筆者紹介
> かげ

元気に看護できます☆

　　　って言えたらいいな

つらいことがあったり、なんだかやる気がでなかったり
先のことで不安に感じたり…。そんな気持ちが自分にもあります。

元気にはたらくって結構たいへん。
はじめに、はたらくことについての流れや業務、
コミュニケーションのコツを紹介しています。

後半は、不安になりやすい急変対応の
メモを載せました。

読んだ人が少しでも元気に
看護ができますように。

看護師のかげ

現在は、病棟看護師として勤務しながら
看護師向けの学習コンテンツを制作している。
循環器、消化器センター、救命センター、
看護学校の講師の経験がある。
保健師、呼吸療法認定士
終末期ケア専門士

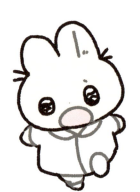
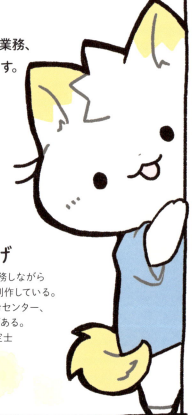

看護師はやが描く 看護技術のオキテ

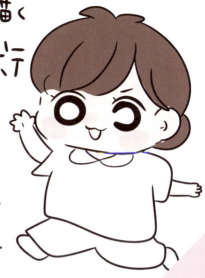

筆者紹介
はや

看護師になって数年…
1年目のころはとにかく
ニガテ意識がつよかった…

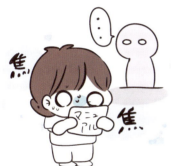

業務も全然おわってないのに…
手順なんて頭に入ってこない
根拠なんてもっと覚えられない！！！

失敗もあり、フォローもあり
経験を重ね
ポイントやコツが身につくように。

イメージしやすいよう
イラスト多めで手技の流れが
わかるようかきました！

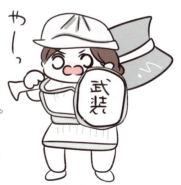

今回かいたのは
採血と
輸血と
PPE について

自信を持って手技ができるように
頭で考えるまえに
身体で覚えられることを
目標にしてました

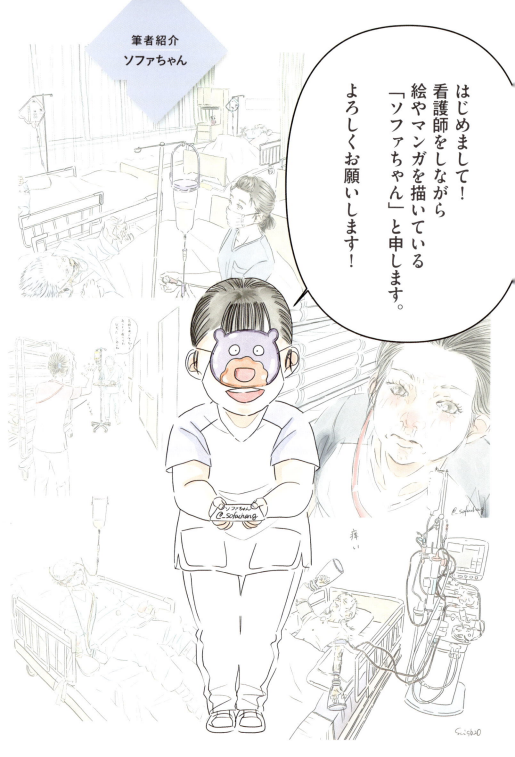

筆者紹介
ツナ。

自己紹介。

看護師 × イラストレーターをしています。
「ツナ。」です。
5年間の病棟経験を経て、2024年4月から
訪問看護師になりました。

もともと勤務していた病院では、リハビリ目的や
退院調整目的の患者さんが多く、「退院支援って
なんだろう」と悩み続けていました。

私のパートでは、これまでの経験から得た
「退院支援」に関する学びや気づきをたくさん
詰め込みました。

訪問看護という病院の外の世界についても、
ちらほらと紹介をさせていただきます。
興味本位で見ていただけたら嬉しいです。

筆者紹介
kei

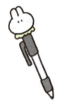
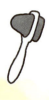

理学療法士の kei と申します
新卒の頃から整形外科で勤務しています

新人の頃…

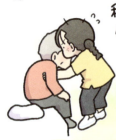

移乗のときに
体のつかい方がわからず
全身筋肉痛になったり…

話のきき方が
定まらず立ったり座ったり…

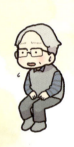

人と接する仕事だからこそ
相手との距離感に悩みました

患者さんひとりひとりと
接する時間が長いからこそ
理学療法士として意識していること

患者さんと対面する前に
知っておくと相手も自分もラクになる
臨床のコツをお伝えします

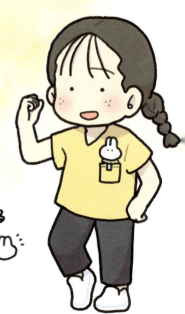

Part 1

まずは知っておく
看護業務

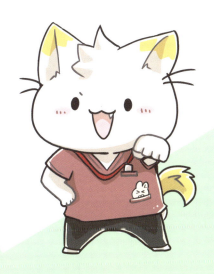

Part 1 まずは知っておく 看護業務

01 \元気に過ごす/ 生活のオキテ

新人看護師のみなさん。最近、業務に追われて元気がなくなってはいませんか？そんな、みなさんに元気に過ごして疲れにくくするための日々の業務のコツを紹介していきます。

元気に過ごす3か条

1. 必要な身だしなみと持ちものを知っておく
2. 仕事の日の流れをルーティン化することで疲れにくくなる
3. 臨床はイレギュラーなことが多いので早めの対応が大切

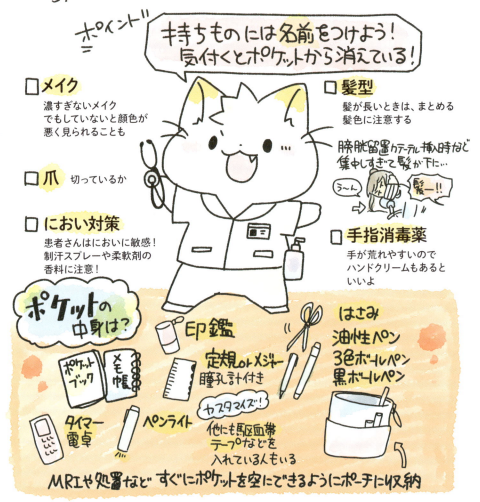

ポイント＝ 持ちものには**名前**をつけよう！気付くとポケットから消えている！

☐ **メイク**
濃すぎないメイクでもしていないと顔色が悪く見られることも

☐ **爪**
切っているか

☐ **におい対策**
患者さんはにおいに敏感！制汗スプレーや柔軟剤の香料に注意！

☐ **髪型**
髪が長いときは、まとめる髪色に注意する

膀胱留置カテーテル挿入時など集中しすぎて髪が下に…
う〜ん 髪ー!!

☐ **手指消毒薬**
手が荒れやすいのでハンドクリームもあるといいよ

ポケットの中身は？
ポケットブック、メモ帳、印鑑、定規orメジャー瞳孔計付き、はさみ、油性ペン、3色ボールペン、黒ボールペン、タイマー電卓、ペンライト
カスタマイズ！他にも駆血帯テープなどを入れている人もいる

MRIや処置などすぐにポケットを空にできるようにポーチに収納

看護師の勤務形態

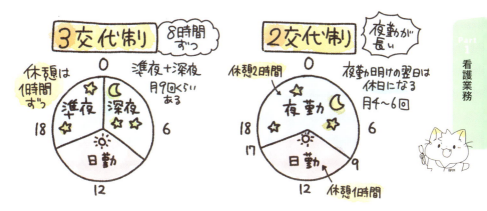

2交代制の病院が多い

夜勤のオキテ

夜勤は疲れが残りやすいので効果的に休むことが大切

☆ **カフェインをとる**

夜勤前に300mgほどとる
➡ 夜勤休憩後(後半戦)はとらないほうがいい

☆ **夜勤中はなるべく仮眠をとる**

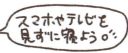

普段と同じ時間帯の中で仮眠を
とるのがベストだけど
まずは横になるだけでもOK!

☆ **夜勤後も仮眠をとる**

暗く、静かに過ごす

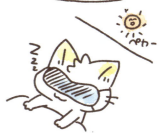

Part 1 まずは知っておく看護業務

02 日勤と夜勤のオキテ

日勤と夜勤の勤務内容は、勤務形態によって変化するため大切なポイントを3か条としてまとめました。とある日勤の業務マンガも参考にしながら1日の流れを考えてみよう！

日勤と夜勤の3か条

1. 部署ごとに違うので、よく行うケアや処置の時間、内容を把握しておく
2. 緊急入院、予定外の処置や検査が入ることがあるので、決まっていること（清潔ケア）は早めにおこなっておく
3. 次の勤務帯で何をするかを考えながら業務を行う

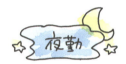
たとえば… 火曜日は〇〇術式のオペが入っているから処置は15時以降が◎…

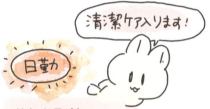

日勤
- 検査、処置が多い
- 午前中に決まっていることをやっておく
  → 手術の準備
    清潔ケア　など
- 午後は午前中に残っている業務を踏まえて優先順位を考える

夜勤
- せん妄、転倒リスク↑
- スタッフの人数が少ない
- 医師が担当医でないことが多い
  → 報告のタイミングや内容
- 患者さんが休めるようにする
- ライトを活用する

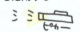
何もなくても巡視をして安全をチェック！

共通して大切なこと
- 記録はその場でやる
- スキマ時間に看護計画の評価、サマリーなどをこなす
- 看護師の仕事は多岐にわたる
  → 疲れたときはオンオフを大切に休むことも大切！

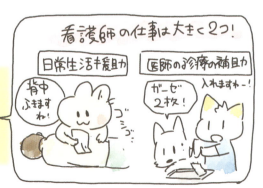

とある日勤の業務

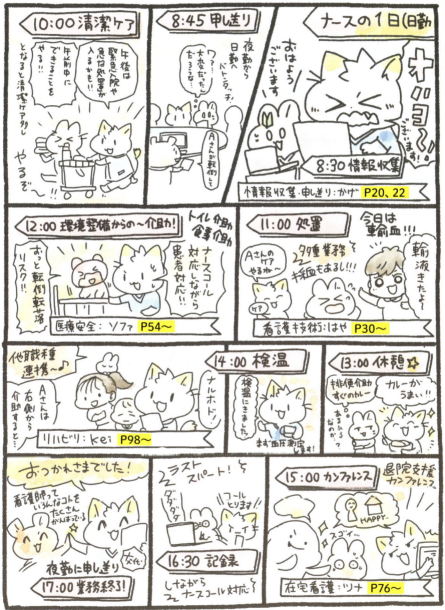

Part 1 まずは知っておく看護業務

03 情報収集のオキテ

情報収集の目的は、患者さんの情報を正しく把握し、適切な医療的ケアを提供するためです。また、患者さんとの信頼関係を築くうえでも重要になってきます。

情報収集の3か条

1. カルテの内容を全部とらない
2. 部署によって情報の優先順位が違う
3. 振り返りや学習に活用できる！

情報収集が間に合わないんです

情報収集用紙＋クリップボードを **板（ばん）** と呼ぶことが多い

← 全国的にそうみたい！

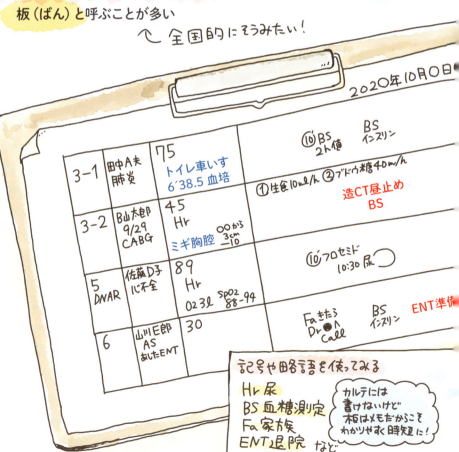

記号や略語を使ってみる
Hr 尿
BS 血糖測定
Fa 家族
ENT 退院 など

カルテには書けないけど、板はメモだからこそわかりやすく時短に！

情報収集のポイント

何をどこに書くか決めておくと漏れが減る

あれ？体重測定日書いてなか…今日だ!!! 忘れるとこだった〜

3色ボールペンを活用して見やすい板をつくろう！

黒：業務中のメモ
赤：大切なこと・忘れやすいもの
青：情報収集したもの

こんなかんじ…

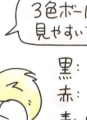

息苦しい

SpO₂ 88%
O₂ 1ℓ開始
→ 93%

SpO₂ 90%以下でO₂ 1ℓ開始

10:00 時間薬あり

早く情報収集するためには
『基本はカルテを見る』

- 写し間違いや漏れのリスクが常にある！
  パッと見る必要があるものだけを書き出す
- 部署ごとに情報の優先順位が違うので
  まずは先輩の板を参考にさせてもらう

ココに点滴…こっちには指示…

← いつも新人Nsにまず書く内容と場所を伝えている

ここからアレンジが大切!!

Part 1 まずは知っておく看護業務 04 報告のオキテ

できるだけ早く、重要なことをわかりやすく報告することに苦手意識を持っている新人看護師さんは多いのではないでしょうか？このページでは、申し送りとI-SBARCを紹介します。

報告の3か条

1. I-SBARCを頭に入れておく
2. 相手のこれからの行動に必要なことを考える
3. わからない・不安なときは多くてもOK！ 相手から必要なものを拾ってもらう！

申し送りのポイント

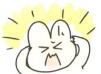

「カルテ見たからそこは言わなくていいよ」 多い
申し送り苦手!!
「今言ってなかったけど、Aさんの〇〇については…？」 報告終わり？ 足りない

↳ 患者さんの状況によって必要な情報が変わる！

ナルホド！

初めはみーーんな多かったり足りなかったりするのでできなくても大丈夫!!「こういうときはコレを言うのか！」と実践しながら学ぼう！

夜勤⇨日勤

- □ 夜間の入眠状況 不穏、不眠など…

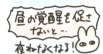

昼の覚醒を促さないと… 夜ねなくなる！

リーダーへの定期報告

- □ バイタルサインや症状の変化 尿量など…
- □ 検査結果
- □ 処置などのイベントの報告 終わった、検査中など…
- □ 足りない、必要な薬剤 明日分はあるか

日勤⇨夜勤

- □ 日中の状況
- □ ADLなど オムツ、車いすでトイレなど
- □ 前日の夜勤の情報
- □ 便秘時指示 日勤で便が出なかったので眠前に下剤

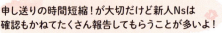

申し送りの時間短縮！が大切だけど新人Nsは確認もかねてたくさん報告してもらうことが多いよ！

I-SBARC とは
（あい えすば〜し〜）

相手に情報を伝える表現方法

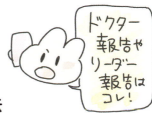
ドクター報告やリーダー報告はコレ！

Identify 報告者・対象者
「3階病棟看護師のうさみです」← 報告者
「田中先生の担当のAさんについて報告です」← 対象者

Situation 状況
食後にAさんの両上肢に発疹が出ています
なるべくカンタンに何があったか伝える

Background 背景

かゆいです… 今までなったことはありません…
搔痒感以外の症状はありません
アレルギーの既往もないです
バイタルサインは、——で変化ありません
臨床経過など追加の情報

Assessment アセスメント・評価
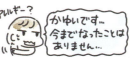
アレルギー症状の可能性があります
診断はできないので急変のリスクなど考えを伝える

Recommendation 提案

診察をおねがいします
わかりました モニター装着してください Dr.
Bでおわらせがち「だから何？」とならないように何をしてほしいか伝える

Confirmation 復唱

モニター管理します
復唱しながらメモしよう
記録も忘れずに！

Part 1 まずは知っておく看護業務

05 急変対応のオキテ

急変時の対応はさまざまなことを同時に行う必要があります。日頃の患者さんの観察に加えて、もしものために備えてシミュレーションしておくことが大切です。

急変対応の3か条

1. 人を呼ぶ！
2. 普段から急変についてシミュレーションする！
3. 急変を防ぐ！という視点が大切！

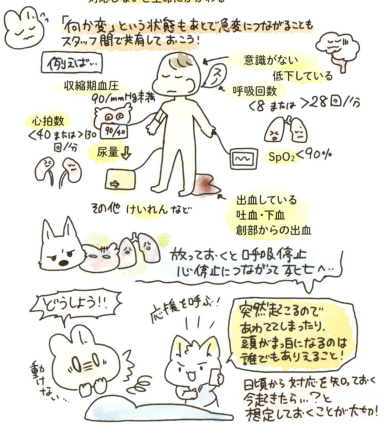

急変時の環境調整（CPRが必要なとき）

ヒト、モノ

① 応援を呼ぶ！
- 患者さんからはなるべく離れない

　大声を出す
　コールを鳴らす

〇〇号室、Aさん急変です 救急カートとDCを持って来てください！

心停止していればすぐに胸骨圧迫する

② ベッドを動かす
- 胸骨圧迫
- 挿管準備

大部屋であれば他患者さんの対応
→ 枠外へ動してもらう カーテンをしめる

柵をはずす
頭側を開ける
高さを上げる
壁から離す

中央配管の酸素とDB31

③ モニタリング
- バイタルサインの測定
- モニター心電図
- サチュレーション装着

④ Vライン挿入
点滴静脈注射をする
三方活栓を付けて輸血投与

⑤ 救急カート
- バッグバブルマスクで換気する
- 挿管準備
- 薬剤投与

⑥ DC（直流除細動器）
心電図をチェック

⑦ 家族への連絡
- 何分で来院できるか
- あわててしまうので気を付けて来てもらうように伝える

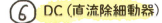

挿管介助　医師　挿管する人　胸骨圧迫する　患者　救急カート　DC

背板を背中に入れる
エアマットであれば緊急脱気を行う

記録　時間管理もする

配置は人数や状況によって変わるよ！シミュレーションしてみよう

Part 1 まずは知っておく看護業務

06 CPR・DNARについて知っておこう

CPR
Cardiopulmonary（心肺） Resuscitation（蘇生）

心停止、呼吸停止した状態の人に自発的な血液循環と呼吸を回復させる試みや手技のこと

5秒以上10秒以内で判断して開始する

- 反応がない
- 気道を確保しても呼吸がない
  または
- 死戦期呼吸
  のときにCPRを開始！

胸の上がり下がりの動きで確認

死戦期呼吸：心停止後にみられる口をパクパクしながらあえぐような呼吸

心臓が止まる＝呼吸ないじゃないんだヨ

CPRキホンは…

胸骨圧迫30回以上＋人工呼吸2セットをくりかえす

院内では⇒マスク換気をしながら絶え間ない胸骨圧迫をする

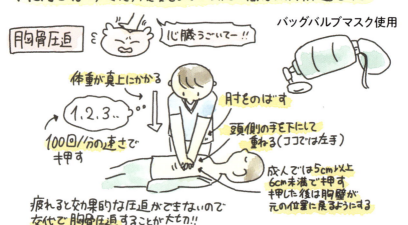

バッグバルブマスク使用

胸骨圧迫　心臓うごいてー！！

体重が真上にかかる
1, 2, 3…
100回/分の速さで押す

肘をのばす
頭側の手を下にして重ねる（ココでは左手）
成人では5cm以上6cm未満で押す
押した後は胸壁が元の位置に戻るようにする

疲れると効果的な圧迫ができないので交代で胸骨圧迫することが大切!!

DNAR
でぃーえぬえーあーる

Do Not Attempt Resuscitation
試みる

患者本人または、患者の利益にかかわる
代理者（家族など）の意思決定をうけて
心肺蘇生法を行わないこと（日本救急医学会より）

DNAR本来は…

胸骨圧迫や電気ショックの有無についてだけど…

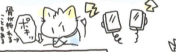

臨床では…

気管挿管からの人工呼吸器や　補助循環（ECMOなど）

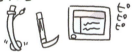

ほかにも胃ろうなどの延命の話といっしょに
されていることがある

積極的治療を行わないこと＝DNAR は 間違い!!

 だけどDNARと延命の話、それぞれ大切なことなので記録をおこなって情報共有しよう!

☐ DNARはあとからでも変更できる
　→入院時にDNARとれた！OKではない

☐ 本人、家族とコミュニケーションをとって
　希望に沿うことが大切

☐「治療しない」「何もしない」ということではない
　原因の除去や症状の緩和などは行う！

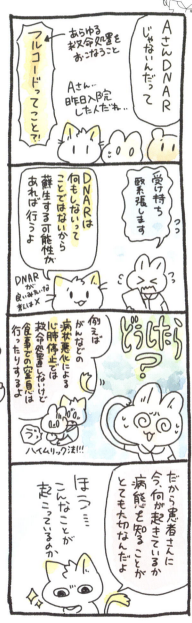

27

看護師 かげより

がんばっている新人さんへ

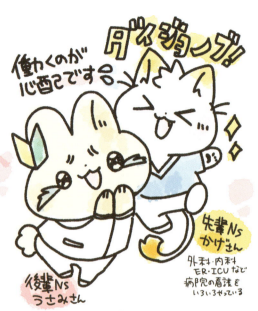

『知ることは 余裕をもつこと』

働くことが大変に感じたりしていませんか？
それくらい看護に一生懸命になっているとも言えます。ステキなナスです。
看護や医療を知ることで大変な仕事がスムーズにこなせたりします。
私は今一般病棟で働いています。
看護師になって良かった！と思えるようになってきました。
そんな思いが伝わりますように、
応援しています。

看護師のかげ
kage.

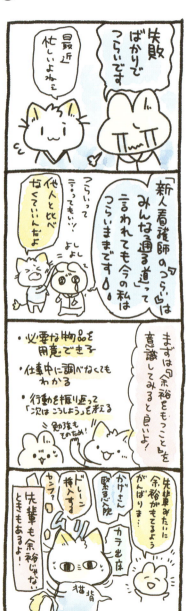

Part 2

おさえておきたい
看護技術

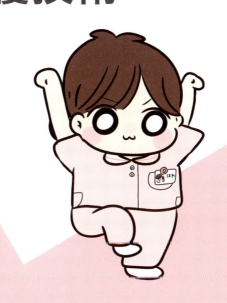

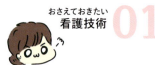

Part 2 おさえておきたい看護技術

01 静脈血採血のオキテ
じょうみゃくけつさいけつ

採血は侵襲的処置であるため、患者さんの心情に配慮したこまやかな声かけや確実な手技で、患者さんの不安を和らげることが大切です。

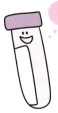

目的
- 採血成分を分析
- 疾患の診断・症状の把握
- 治療の効果判定

献血や健康診断でもとるよね

手順

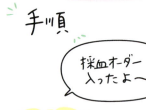

採血オーダー入ったよ〜

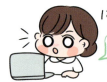

は〜い

オーダー確認！

物品準備 しよう‼

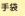

手袋

処置用シーツ

針捨て容器

採血スピッツ
医師のオーダーとスピッツが合ってるかチェック

止血用のばんそうこう・テープ

アルコール綿
余裕もって何本か持っていってる私……。

採血管立て
シリンジ採血は分注するので持っていこう

駆血帯

トレイ

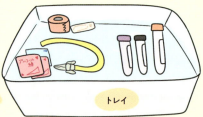
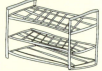

シリンジ採血なら…

シリンジ
採血量に合わせて容量を選択しよう

採血針（直針）
21G
22G
23G

or

翼状針

真空管採血管なら…

採血ホルダー

採血針（直針）
21G
22G
23G

or

翼状針

30

ポイントチェック！　　患者確認　　既往歴の確認　　禁忌の確認

採血に向かう流れ

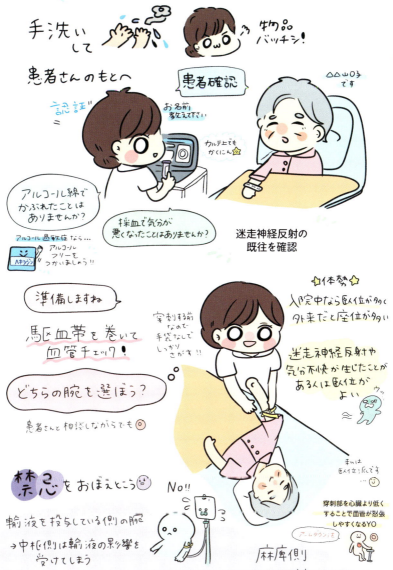
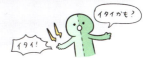

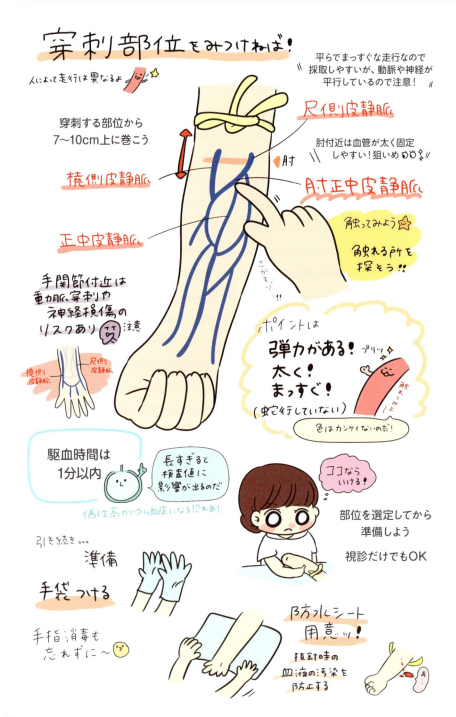

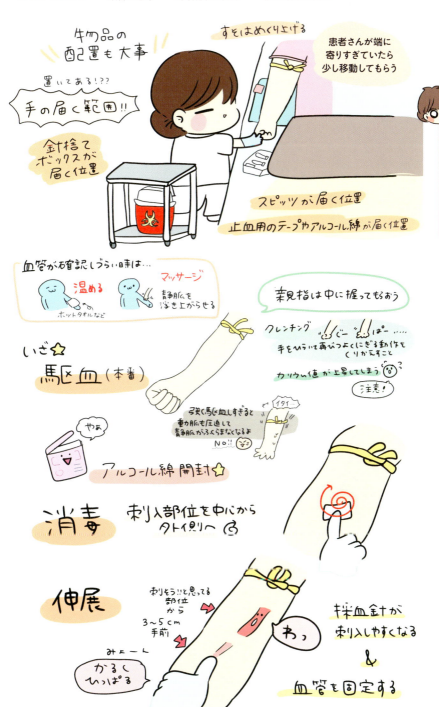

Part 2

ポイントチェック！　□声かけ　□手をしっかり固定　□連続採血は6本まで

真空採血管 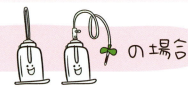 の場合

いざ!! 穿刺

針の切り口は 上!!

"声かけ"
チクッとしますよー

穿刺したい静脈の少し手前から 15〜20°の角度で

グサッ
ゆっくり刺したといたいので迷わず刺す!!
15〜20°
ヒッ

つまむように持とう
(にぎると角度がついてしまう)

血管に入ったことを確認

少しねかせよう & 2〜3mm針をすすめる

"声かけ"
痛み・しびれはありませんか？
神経誤穿刺の確認

採血ホルダーに真空採血管を押し込む

血管内は陽圧
真空採血管は陰圧

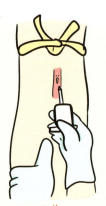
刺されたぁ
キタ！
おす

右手
"しっかり固定しよう"
うごかさない！

採血管内に必要血液量が溜まると自然に血液の流入が止まるよ
↓
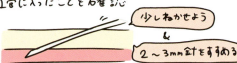
転倒混和しよう

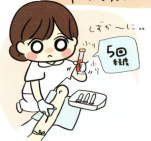
しずか〜に...
ふりふり
5回

連続採血する場合 6本まで
交換時にホルダーが動かないよう注意 →
あらかじめスピッツは採血の順番でそろえておくと◎

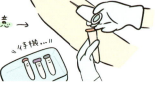
"待機..."

34

ポイントチェック！　声かけ　引きすぎていないか　採血量に合わせたシリンジ

シリンジ採血 の場合

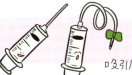

吸引圧を調整できる！→血管の細い患者さんに

しざ!! 穿刺

同じく針の切り口は上　GO!!

ここらへんは真空採血管といっしょ😊

狙いはココ！　グサッ　15〜20°

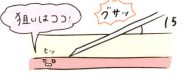

目盛りがみれるよう上にしよう

チクッとしますよー

血管に入ったら→ 逆血確認✧

わぁ〜！

少しねかせる

針が安定する

&

2〜3mm針をすすめる

血管内に入ったぁ！

"声かけ"
痛み・しびれはありませんか？

神経誤穿刺の確認

シリンジを引いて採血する

しっかり固定　手ぶれ防止!!

内筒を引く

採血量に合わせたシリンジを用いよう

患者さんの腕にしっかり固定

早く引きすぎると溶血してしまう　注意！

カリウムやLDHなどの検査値が高くなる

真空採血管 & シリンジ採血
終えたあとは.
NEXT→

Part 2 看護技術

Part 2

ポイントチェック！　　駆血帯をはずしてから抜針　　転倒混和を忘れずに

採血とり終えたら… **まず、駆血帯をはずす**

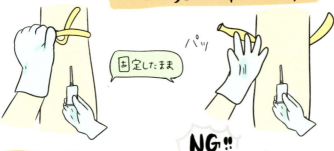

抜針する & 穿刺部位を圧迫する

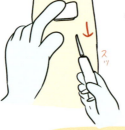

NG!!
駆血帯を外す前に抜針すると血が吹き出るので注意⚠️

私は1年目で患者さんの腕を血まみれにしたことがあります…

真空採血管・注射針の場合
針はすみやかに針すてボックスへ…

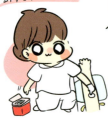

圧迫は5分間程度
患者さんが自分で圧迫できる場合、声かけしておねがいする

もまない
止血テープなど貼ろう
抗凝固薬のんでる患者さんは10分程度

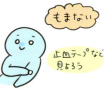

シリンジ採血の場合 → 分注する

とれました！

わけて〜

針さし防止
血液分注ホルダーに接続する

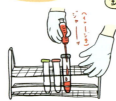
針さし防止
採血管立てを使おう
真空採血管は陰圧のためシリンジの内筒は押さずに自然に血液が流入されるよ

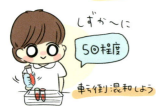
しずか〜に
5回程度
転倒混和しよう

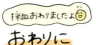
採血おわりましたよ
おわりに

片づけ

かんさつ👀
抜針部位の止血状態確認
痛みや血腫の有無

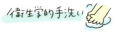
衛生学的手洗い

ポイントチェック！　採血スピッツの種類　採血量厳守　スピッツの順番

採血スピッツこんなのあるよ

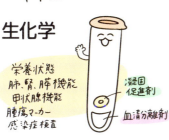

生化学
- 栄養状態
- 肺、腎、膵機能
- 甲状腺機能
- 腫瘍マーカー
- 感染症検査

凝固促進剤／血清分離剤

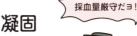
採血量厳守だヨ！

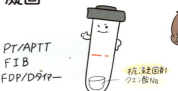

凝固
- PT/APTT
- FIB
- FDP/Dダイマー

抗凝固剤　クエン酸Na

採血量厳守だヨ！

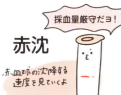

赤沈
- 赤血球の沈降する速度を見ていくよ
- 感染性疾患
- 膠原病

ヘパリンナトリウム
- 電解質
- 染色体分析

ヘパリンNaの抗凝固剤

血算
- 赤血球
- 白血球
- 血小板
- 網赤血球

抗凝固剤 EDTA-2K

血糖
- 抗凝固剤 + 解糖阻止剤 フッ化ナトリウム
- 血糖
- HbA1c
- 食前にとろう✗

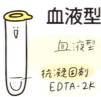

血液型
- 血液型
- 抗凝固剤 EDTA-2K

スピッツの順番 → 明確なエビデンスは得られていない

生化学 → 凝固 → 赤沈 → ヘパリンナトリウム → 血算 →
→ 血糖 → その他

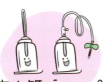

真空管採血の場合

1本目は損傷した細胞からの組織液が含まれるので、凝固してももんだいないスピッツから！

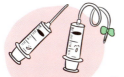

シリンジ採血の場合

凝固 → 赤沈 → ヘパリンナトリウム → 血算 →
→ 血糖 → 生化学 → その他

時間が経過するほど血液が凝固してしまうので、血液の凝固の影響が大きい項目から分注する

Part 2 おさえておきたい看護技術

02 輸血のオキテ

目的 血液中の赤血球などの細胞成分や凝固因子である蛋白成分が減少した時や機能が低下した時にその成分を輸血によって補充し臨床症状の改善をはかること

赤血球製剤 ⇒ RBC
新鮮凍結血漿 ⇒ FFP
濃厚血小板 ⇒ PC

血小板 / 赤血球 / 血漿（凝固因子など）

赤血球製剤

2~6℃で保存　有効期間（採血後）28日間
届いたらすぐに使用しよう。
末梢循環の酸素供給、循環血液量の維持
急性出血　慢性貧血
2単位 = 約280mL　(1単位140mL)
目安はHb値7g/dL

新鮮凍結血漿

-20℃以下で保存　有効期間（採血後）1年間
凝固因子の欠乏による出血や出血傾向
肝障害やDICなどの凝固因子異常を伴う疾患
ビニール袋に入れたまま30~37℃の専用解凍装置で解凍し直ちに使用する！
一度融解すると再凍結できないよ！
解凍器
2単位 = 約240mL　(1単位120mL)
直ちに使用できない場合は2~6℃で保存し、融解後24時間以内に使用！

濃厚血小板

20~24℃で保存　有効期間（採血後）4日間
振とうさせながら保存する
振とうしながら保存することでpHの低下を抑えている！
輸血部から受けとったら速やかに使用しよう
止血、出血予防
10単位 = 約200mL　15単位・20単位 = 約250mL

ポイントチェック！　　誰の血を使う？　　医師の説明・患者の同意

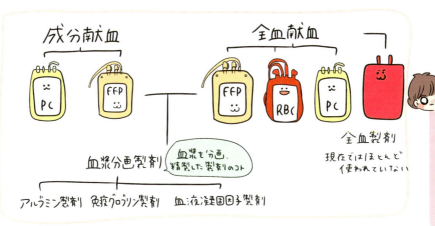

誰の血液を使うか？

同種血輸血　他人の血液を使用する

自己血輸血　自分の血液を使用する
↓
貯血式・希釈式・回収式に分かれる

輸血の実施

医師から説明・同意を得る

同意書が渡されているかカクニン!!

~検査~

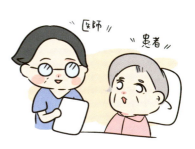

交差適合試験（クロスマッチ）
ABO型の不適合がないか、患者が持っている抗体が輸血製剤と反応しないか確認する

主試験
患者の血清と輸血の血球の反応

副試験
患者の血球と輸血の血清の反応

2つの反応が陰性であれば輸血OK!!

血液型検査
ABO型、Rho(D型)を検査する

不規則抗体検査
輸血副作用の原因となる血液型抗体を保有していないか確認する

血液型検査用と交差適合試験用の血液は一緒にとらない！

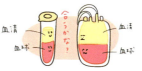
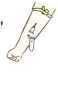

Part 2 看護技術

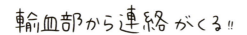

輸血部から連絡がくる!!

輸血の投与予定時間を
計算してとりに行こう

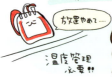

放置やめて…

温度管理必要!!

血液製剤運搬専用ケース

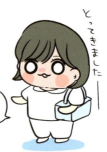

とってきました〜

病棟に届いたら…Wチェック!

- 患者さんの氏名、ID
- 血液型
- 血液製剤名
- 最終有効年月日 など

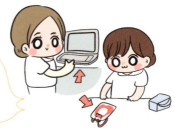

外観もチェック! 破損・変形がないか

赤血球製剤 → 溶血や凝固、変色がないか
血液製剤 → 色調の変化や凝固などの異常がないか

スワーリングとは…血小板の入ったバッグを蛍光灯などにかざしながら
ゆっくりと撹拌したときに渦巻状のパターンが見られること

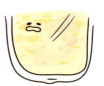

輸血セット

製剤によってちがうので注意!!

3過筒

ロックコネクター

クレンメ

赤血球輸血セット

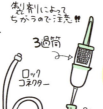

3過筒が
血液製剤中の凝集塊を
3過する

血小板セット

3過筒は先端についてるよ

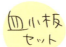

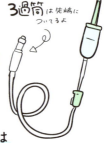

新鮮凍結血漿は
どちらでもOK

軽くふりふり

血液を混和させる

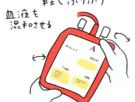

クレンメが
あいたまま血液バッグと
接続すると
血液が流れ出るので
注意

先に
クレンメを
閉じる

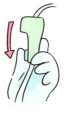

ポイントチェック！　　ダブルチェック　　水平状態で行う　　患者確認と輸血の照合

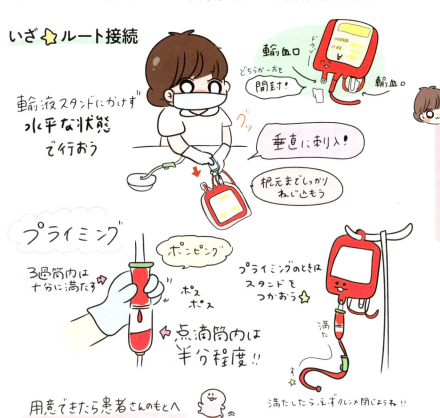
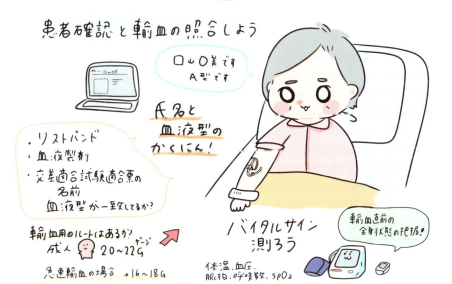

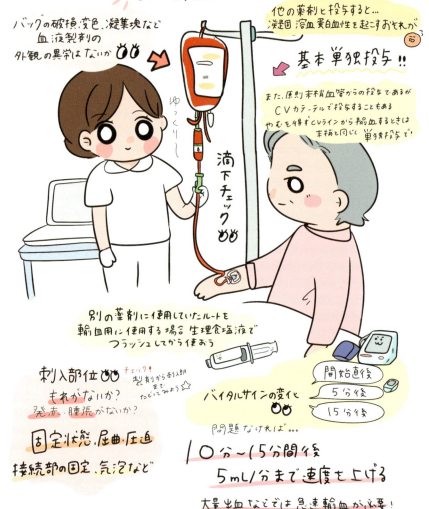

副作用の観察項目

発熱
38℃以上、または
輸血前から38℃以上あるときは
1℃以上の上昇

皮膚状態
発赤
顔面紅潮
蕁麻疹

搔痒感

悪寒・戦慄

熱感・ほてり

頭痛

胸痛

腹痛

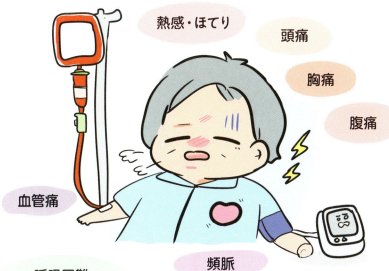

血管痛

頻脈

呼吸困難
チアノーゼ
SpO₂低下
喘鳴

嘔気
嘔吐

血圧低下
⬇
(収縮期血圧≧30mmHgの低下)

血圧上昇 ⬆
(収縮期血圧≧30mmHgの上昇)

赤褐色尿

副作用についてもっと詳しく…

急性溶血性副作用（AHTR）

溶血性は…赤血球の膜が破壊されて起こる

赤血球が
こわれると…

→ サイトカインの過剰産生
　腎不全
　DIC などを引き起こす

ABO不適合輸血が大部分を占める

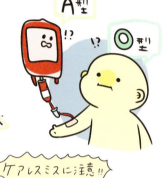

輸血患者のまちがい ｝ 型違い輸血
血液製剤の取り違い

ケアレスミスに注意!!

輸血開始5分〜15分以内に認められる

発熱　紅潮　　胸痛 腹痛

ヘモグロビン尿

赤血球が破壊→溶血→尿に排泄

もし症状が出たらすぐに投与は中止!!

輸血後24時間以上経過… 遅発性

遅発性溶血性副作用（DHTR）

輸血歴や妊娠歴のある患者への赤血球輸血により
二次免疫応答を刺激することで
血管外溶血が生じる

貧血　Hbの低下
黄疸
発熱
LDH 総ビリルビンの上昇↑

ポイントチェック！　ケアレスミスに注意　症状が出たら即輸血中止

発熱、アレルギー、重症アレルギー症状等は
　　　　非溶血性副作用 に分類されるよ

発熱性非溶血性副作用 (FNHTR)

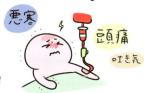

38℃以上↑
or、輸血前より1℃以上の体温上昇

急性溶血性副作用や細菌感染症などのほかの発熱の原因を認めないこと！

アレルギー反応、アナフィラキシーショック

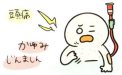

grade1
皮フ粘膜症状のみ
局所性の
血管浮腫

↓

grade2
呼吸器・心血管系の症状
アナフィラキシー様反応

すぐに投与中止!!
応援要請しましょう

〃予防〃
輸血投与の
30〜60分前に　抗ヒスタミン剤投与
　　　　　　　or
　　　　　　　ステロイド剤

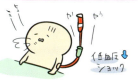

低血圧
ショック

TRALI（輸血関連急性肺障害）

輸血後6時間以内に発症する非心原性の肺水腫を
　　　　伴う急性呼吸不全をきたす

輸血中なら
すぐに中止!!
呼吸管理!!

症状　急激な肺水腫
　　　低酸素血症　PaO₂/FiO₂ ≦ 300 or SpO₂ < 90%
　　　　　　　　　　　　　　　　　　(room air)
　　　発熱、血圧低下↓

XP → 胸部正面X線上両側肺野の浸潤影

TRALI（輸血関連急性肺障害）

輸血後6時間以内に発症する呼吸困難を伴う心不全

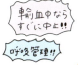

症状　呼吸困難
　　　チアノーゼ　頻脈
　　　血圧上昇

症状出現時に
すぐに輸血中止!!

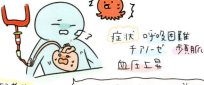

高齢者や
幼小児に
起こりやすい

血液量が急激に増加！
→心不全を起こす

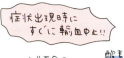

心不全の　　　酸素
治療に準じた
処置が必要　利尿剤
　　　　　　投与

遅発性の合併症はほかにも…

- 輸血後GVHD　移植片対宿主病

輸血製剤のリンパ球が体内で増殖し、患者の組織を攻撃することで起こる

有効な治療法はないため 予防が重要‼

新鮮凍結血漿を除く全ての成分製剤に放射線照射が必要

2000年以降診かく確定症例の報告はない

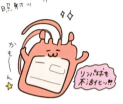

- 細菌感染症　急性型　投与後4時間以内

感染経路 → 採血時の不十分な消毒、皮膚毛嚢を貫いた採血、バッグの破損、融解時のポート汚染 など

アクネ菌・表皮ブドウ球菌 など

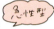

- ウイルス感染症　遅発型　投与後 数ヶ月〜

輸血用血液中に存在した病原体が、輸血患者に感染する
HBV、HCV、HEV、HIV、HTLV-1、CMV など

輸血後は、一定期間後に感染症検査をすることで感染の有無を早期発見し早期治療が開始できる

～輸血が終わったら～

末梢ライン抜去
or
継続して使用する場合は
生理食塩液でロックしよう

ゴミは決められた方法で廃棄しよう

遅発型の副作用が起こりうるかも…
適宜観察を継続しよう

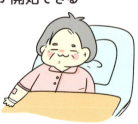

ポイントチェック！　　感染症に注意　　適宜観察をしよう　　異変があったら医師に報告

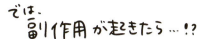

では、**副作用**が起きたら…!?

血圧低下や呼吸困難など出現…

投薬中止＆応援要請

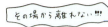

その場から離れない!!!

どうしよう？何すればいいんだ!?ってなった時はまわりに発信すること!!

スタッフやリーダーにコール
コードブルー

何か異変があったら医師に報告！

記録すること（把握すること）

輸血の情報

輸血開始時間、滴下速度

どの程度身体に入ったのか？

出現した副作用症状
発現時間／その後の経過

で改善したのか？増悪したのか？

輸血開始直後から
副作用出現時までのバイタルサイン、観察項目

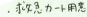

・救急カート用意
・酸素吸入、吸引の準備
・気道確保の準備

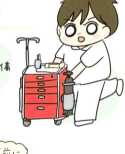

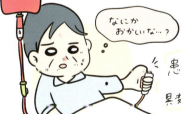

なにかおかしいな…？

事前に
患者さんにも副作用が起こりうることを説明しよう。
異変を感じたらナースコールしてもらおう

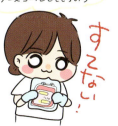

副作用の原因を調査するよ

輸血部に報告

血液製剤を輸血部へ返却

すてない！

Part 2 看護技術

Part 2 おさえておきたい看護技術 03

スタンダードプリコーション

スタンダードプリコーションとは感染症の有無にかかわらず、すべての患者の**血液**、**体液**（汗を除く）、**分泌物**、排泄物、損傷している皮膚、粘膜に曝露する可能性がある場合に実施する感染対策のことです。

個人防護具 PPE とは？
ぴーぴーいー
(personal protective equipment)

湿性生体物質から身を守るために医療従事者が着用するもの

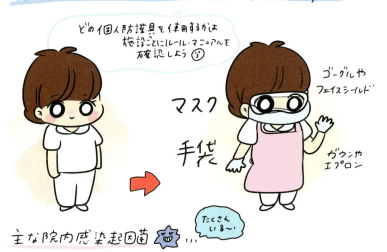

どの個人防護具を使用するかは施設ごとにルール・マニュアルを確認しよう

マスク
手袋
ゴーグルやフェイスシールド
ガウンやエプロン

主な院内感染起因菌 たくさんいる〜！

メチシリン耐性黄色ブドウ球菌（MRSA）　多剤耐性緑膿菌（MDRP）
バンコマイシン耐性黄色ブドウ球菌（VRSA）　などなど…

多剤耐性菌とは　多くの抗生剤に対し耐性を獲得してしまった細菌のこと

麻疹、水痘、結核などは空気感染対策が必要！

ポイントチェック！　　最初に手指衛生　　ルール・マニュアルの確認

まずは**着け方**について

最初に手指衛生

入室前に着用することが多い！
部屋の前にセッティング

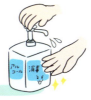

Part 2 看護技術

ガウン または エプロン

袖付きガウン

ビニールエプロン
腰ひもはうしろに回して結ぼう

前だと体液や分泌物、排泄物などで腰ひもが汚染される可能性がある

背中の部分を開く
→腕を片方ずつ袖にとおす

床につかないよう注意

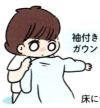

N95については次ページ

サージカルマスク または N95マスク

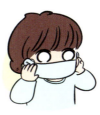
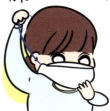

すちゃ

ゴーグル または フェイスシールド

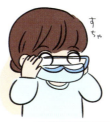
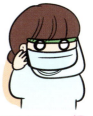

キャップ の使用は施設の基準をかくにん☆

最後に手袋

袖つきガウンを装着している場合袖口を手袋でしっかり覆う

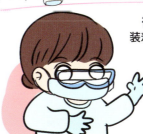

NO

Part 2 | ポイントチェック！ | PPEの基本を知る | 手指衛生を忘れずに | 順番を把握しよう

次は… 外し方 について

外し方のポイント

最初に手袋を外す

ここで手指衛生してもOK

- 手袋の内側が表になるよう裏返しながら外す
- 汚染されている側（表面）は触れない

ゴーグルまたはフェイスシールド

手袋と同じく外側はふれない

ガウンまたはエプロン

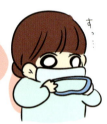

袖付きガウン

袖ひもを外す
↓
片方ずつ上半身部分を前におろす
↓
ガウンのすそを両手でもち汚染部分を内側にして小さくたたむ
↓
腰ひもを外す

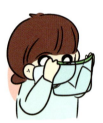

ビニールエプロン

首にかけた輪の部分をひっぱり外す
↓
上半身部分を前にたらす
↓
すそを両手でもち汚染部分を内側にして小さくたたむ
↓
腰ひもを外す

サージカルマスクまたはN95マスク

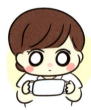

手指衛生

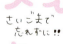
さいごまで忘れずに!!

50

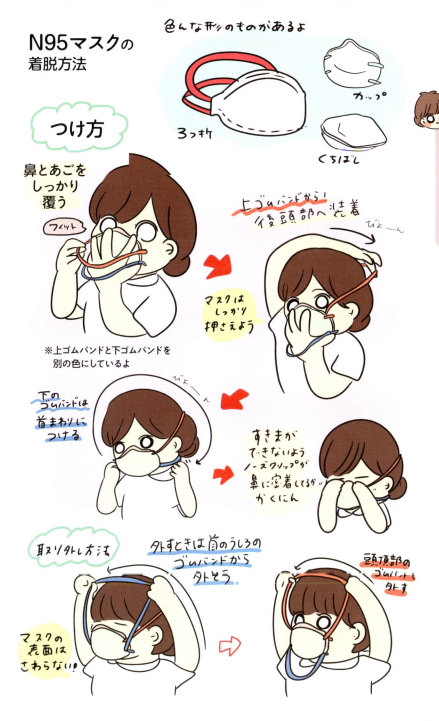

看護師
はやより

今がんばっている新人さんへ

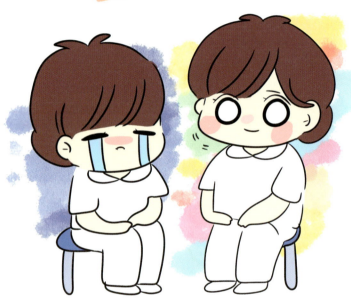

最初のうちはおぼえることが多く 自分は何もできない… と落ちこむこともあるかと思います。自己肯定感ダダ下がり😭
でもね、大丈夫‼ 少しずつでも成長しています。技術や知識はあとからでも追いついてきます。

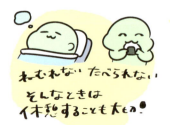

ねむれない たべられない
そんなときは
休憩することも大切！

患者さんを想って行動することは
未来の自分への自信につながります。
この本をよんだ方が少しでも元気が
でればうれしいです。
共に…共にがんばりましょー！

Part 3

現場で
考えたい
医療安全

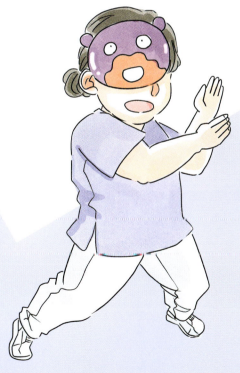

Part 3 現場で考えたい医療安全

01 安全な療養環境のオキテ

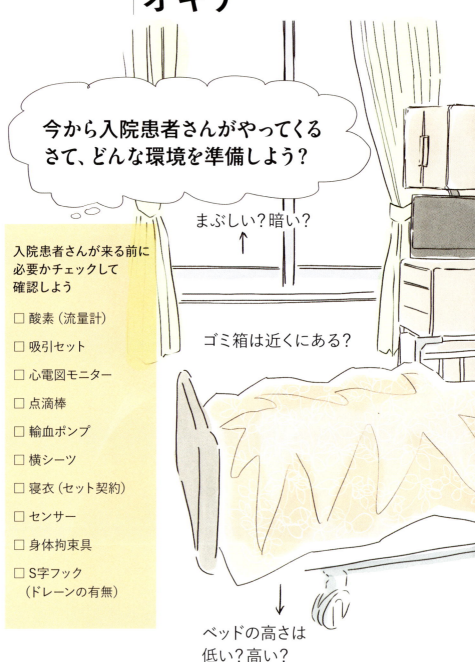

今から入院患者さんがやってくる さて、どんな環境を準備しよう？

まぶしい？暗い？

ゴミ箱は近くにある？

ベッドの高さは低い？高い？

入院患者さんが来る前に必要かチェックして確認しよう

- ☐ 酸素（流量計）
- ☐ 吸引セット
- ☐ 心電図モニター
- ☐ 点滴棒
- ☐ 輸血ポンプ
- ☐ 横シーツ
- ☐ 寝衣（セット契約）
- ☐ センサー
- ☐ 身体拘束具
- ☐ S字フック（ドレーンの有無）

環境整備の目的は、大きく分けて3つあり、①安全で衛生的な環境を整える、②心地よい入院生活の提供、③医療従事者の業務の質の向上です。療養環境を整えることで心身の回復をはかっています。

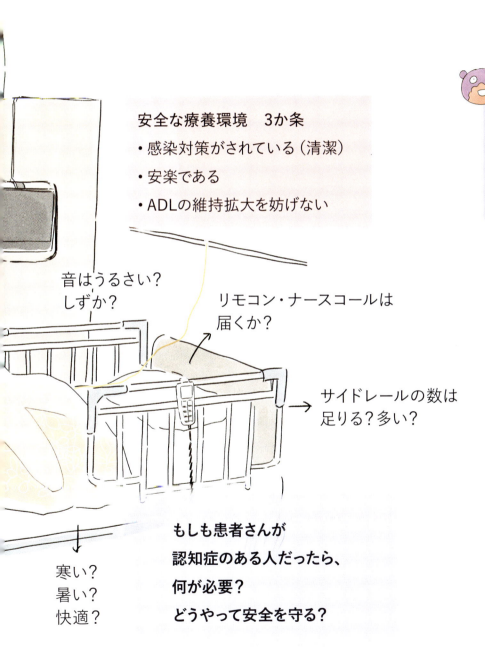

安全な療養環境　3か条
- 感染対策がされている（清潔）
- 安楽である
- ADLの維持拡大を妨げない

音はうるさい？
しずか？

リモコン・ナースコールは届くか？

サイドレールの数は足りる？多い？

寒い？
暑い？
快適？

もしも患者さんが認知症のある人だったら、何が必要？どうやって安全を守る？

Part 3　医療安全

Part 3 現場で考えたい医療安全

02 安全への工夫

入院中の療養生活において転倒や転落などの危険を回避するために安全への工夫をすることが大切です。また、時として患者さんの安全を守るための援助技術の一つとして「身体拘束」を実施する場合があります。

危険を回避するために

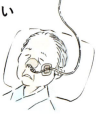
目に触れないルート管理

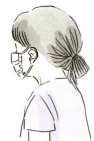
ステーションに近い部屋

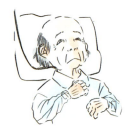
袖をとめる

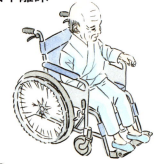
日中離床

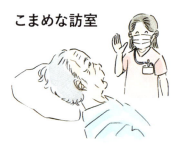
こまめな訪室

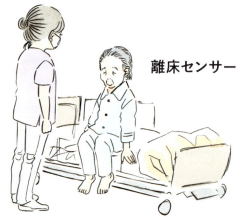
離床センサー

ポイントチェック！　日常での安全確保　安全を守るための手立て

患者さんの安全を守るため
緊急、やむを得ない場合に限った手立て

「身体拘束」

身体拘束とは、本人の行動の自由を制限すること

介護保険制度に基づく運営基準上、利用者（入所者）の生命
または身体を保護するため、緊急、やむを得ない場合を除き
行ってはならず、原則として禁止されている

2024年から、診療報酬改定で医療機関にも
「身体拘束最小化への対策」が義務づけられている

身体拘束を必要としないためには

・共通意識の醸成
　身体拘束の弊害を理解して、拘束解除に向けて
　ケアをするという意識を共有する

・身体拘束を必要とする要因を改善する
　人手不足、環境整備不足、知識不足など、
　要因を洗い出し、改善のために働きかける

・患者さんの生活リズムを整えるためのケア
　離床、食事、排泄、清潔など基本的なケアを
　徹底する

Part 3 医療安全

Part 3 現場で考えたい医療安全

03 身体拘束のオキテ

医療現場における身体拘束は。患者本人の意思では自由に動くことができないように、身体の一部を拘束、または運動を制限することを言います。

緊急、やむを得ない場合の対応「身体拘束」について

身体拘束が認められる要件

- 切迫性
  利用者やほかの利用者の生命や身体に
  危険が及ぶ可能性が高い場合

- 非代替性
  身体拘束以外に代替する介護方法がない場合

- 一時性
  身体拘束は一時的なものである場合

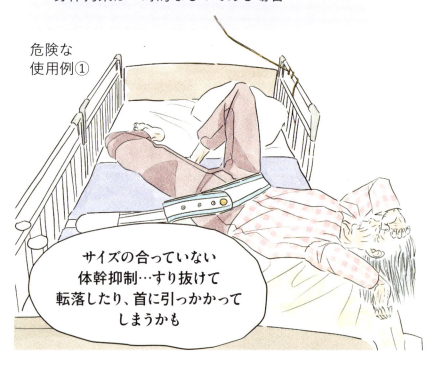

危険な使用例①

サイズの合っていない体幹抑制…すり抜けて転落したり、首に引っかかってしまうかも

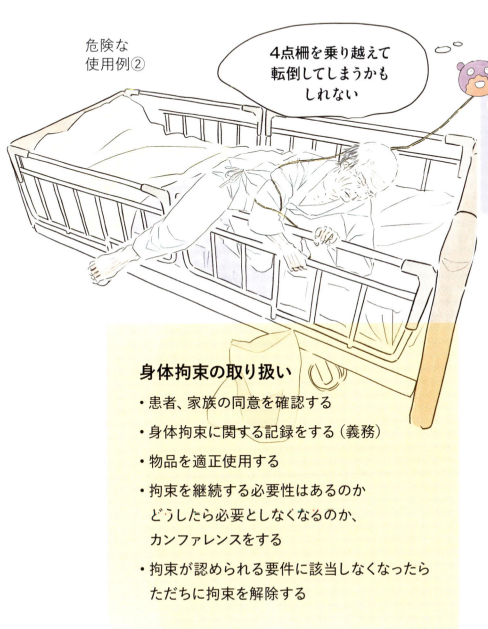

危険な使用例②

4点柵を乗り越えて転倒してしまうかもしれない

身体拘束の取り扱い

- 患者、家族の同意を確認する
- 身体拘束に関する記録をする（義務）
- 物品を適正使用する
- 拘束を継続する必要性はあるのかどうしたら必要としなくなるのか、カンファレンスをする
- 拘束が認められる要件に該当しなくなったらただちに拘束を解除する

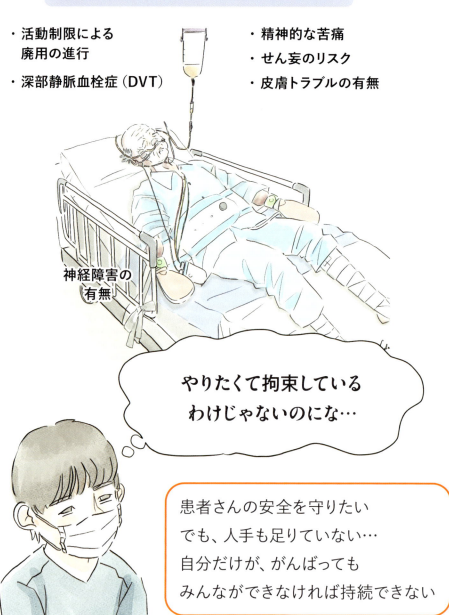

ポイントチェック！　　身体拘束で考えられるリスク　　拘束解除に向けた行動

拘束解除に向けたカンファレンスで何を話せばいいの？

- 拘束解除の時間を「減らす」ところから、何ができるのか
- 環境調整で解決できることはないか
- 患者さんはどのような説明をされていて、今の状況をどのように理解しているのか　など

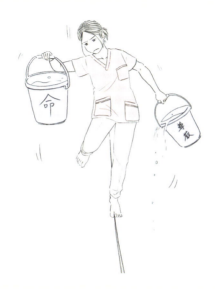

拘束を必要としない意識の醸成ってどうしたらいいの？

- 時間をかける（焦らない）
- 正論をぶつけない
- 自分から行動変容を"少しずつ"していくことで成功事例を共有していく
- 患者さんが危険な行動をする理由を考える
  （気になるものが見えるところにあるから）　など

Part 3 現場で考えたい医療安全

04 インシデントが発生したら

報告

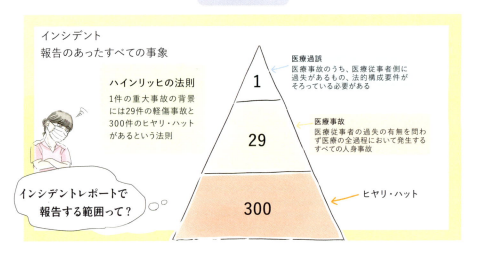

対象

- 患者さんに傷害が発生した事態（対象外の事項を除く）
- 医療用具の不具合
- 発見・対処の遅れ
- 転倒・転落
- 自己管理薬の服薬ミス
- 自殺・自殺企図
- 患者さんの針刺し
- 無断離床
- 予期しない合併症
- 患者さんに傷害が発生する可能性があった事態
- 患者さんのご家族からの苦情（医療行為にかかわるもの）

対象外

- 院内感染
- 食中毒
- 職員の針刺し
- 暴行傷害・窃盗
- 患者さんのご家族からの苦情（医療行為にかかわらないもの）

インシデントではない通告システムが整備されている

インシデント・医療事故の定義について（厚生労働省）2007年11月改訂より作成

医療現場におけるインシデントとは、事故に至らなくても重大な医療事故になりかねない可能性がある出来事のことを言います。おさらいの意味を込めて紹介をしていきます。

報告は早ければ早いほど、いい！

でも

> 黙っていればバレない…
> 怒られたくない…
> このくらいいいよね…

そう思ったら次のページへ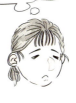

インシデントレポートって何をどのように書いたらいいの？

1. 6W1H

2. 事実のみ書く（感想は書かない）

3. 具体的に書く（投与量は？時間は？）

4. 言い訳ではなく「なぜ、インシデントが起きたのか」の「原因」について、できるだけ客観的に分析して書く

Part 3 医療安全

インシデント発生理由① 忙しい

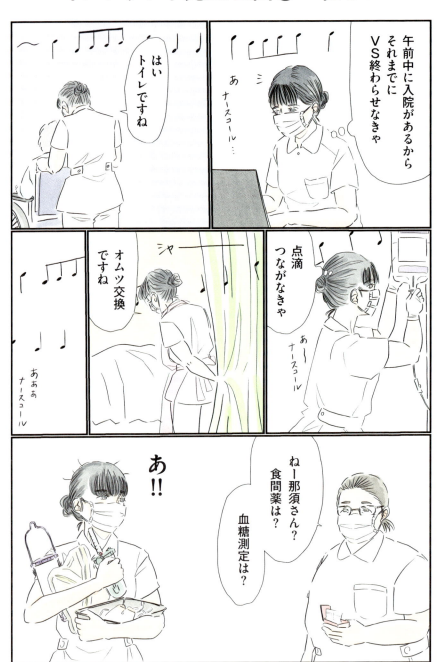

ポイントチェック！　業務の進捗共有　ホワイトボードで確認　「忙しい」を減らす工夫

"忙しい"を減らすには？

業務の進捗共有 できているか

ホワイトボードを活用しよう！

1. まだ終わっていない業務を書き込む
2. リーダーが業務負担のバランスを考え、再割り振り
3. 終わった業務は消していく

Part 3 医療安全

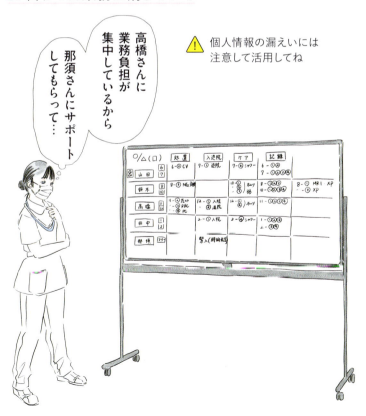

高橋さんに業務負担が集中しているから那須さんにサポートしてもらって…

⚠ 個人情報の漏えいには注意して活用してね

インシデント発生理由② 確認を怠る

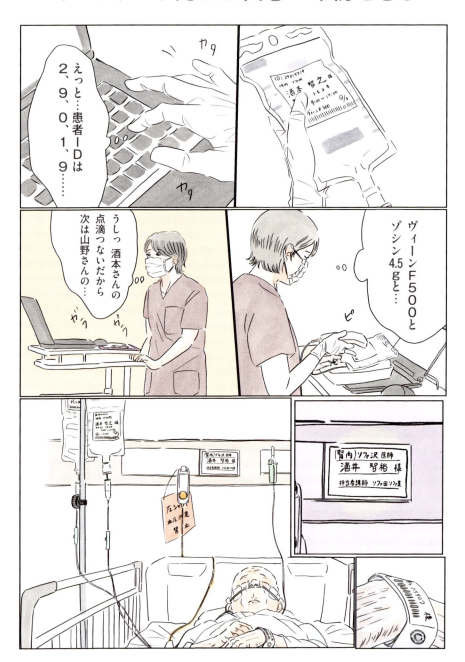

確認を怠らないためにすること

①6Rを用いた確認事項のおさらい

6R（6Right）

- 正しい患者
- 正しい薬剤
- 正しい目的
- 正しい用法
- 正しい用量
- 正しい時間

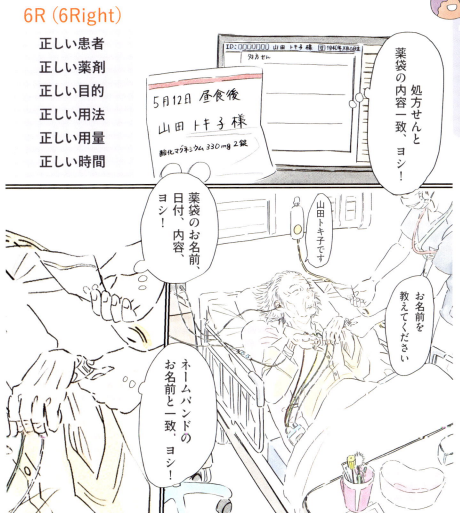

Part 3

スイスチーズモデルとは、イギリスの心理学者であるジェームズ・リーズンが提唱した事故モデルです。このページでは、スイスチーズの「穴」をなくしていく必要を記載しています。

確認を怠らないためにすること

②よくない成功体験は積まない

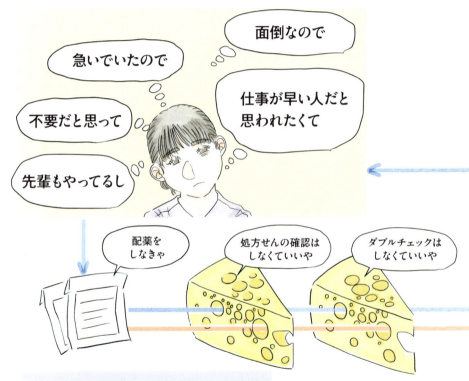

(上図) スイスチーズモデル

安全対策をスイスチーズに見立て、穴の開いたスイスチーズを何重にも重ねることで事故を防止する考え方。しかし、穴の開き方が同じチーズが並んでいるとリスクは穴を次々に通り抜けてしまう可能性がある。

ポイントチェック！　　スイスチーズモデル　　医療安全のおさらい　　ルールの順守

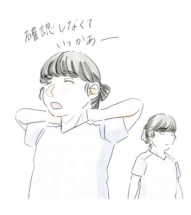

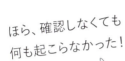

よくない
成功体験を
積むことに…

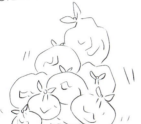

確認という手間暇を
惜しむことは、
いずれ必ず
重大事故に
つながる！

事故発生
誤投与して
しまった…

医療安全の大事なオキテ
ルールを守ったものだけが
ルールに守られる！

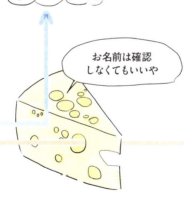

インシデント発生理由③　人間関係

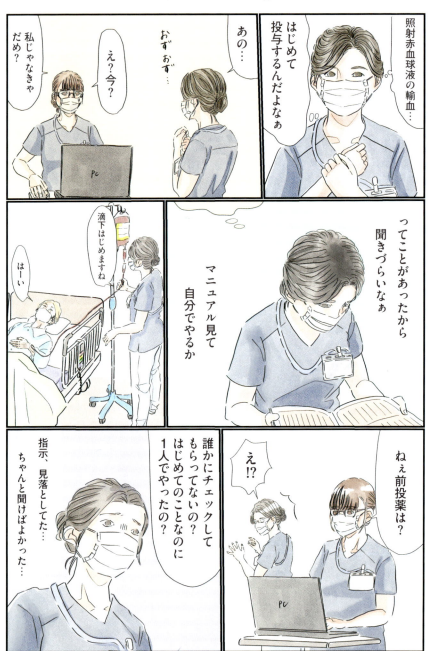

①人間関係がよければインシデントは減らせる？

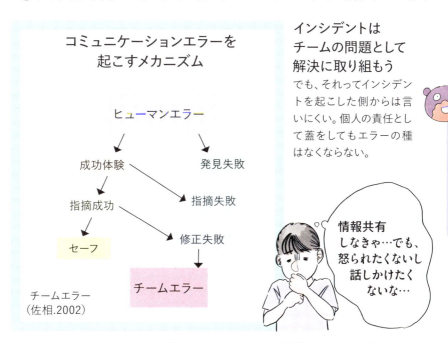

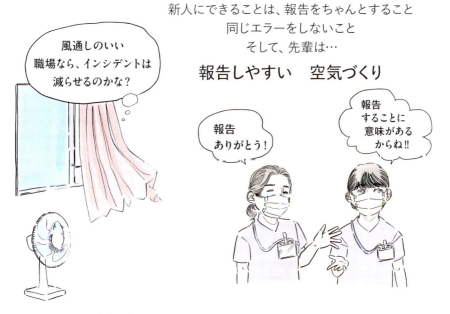

佐相邦英：チームエラー防止に向けて．看護管理, Vol. 12, No. 11, 826-829より作成

Part 3

②人間関係がよければインシデントは減らせる？

一般的に心理的安全性が高い職場環境では、インシデントの報告件数が多いと言われています。このページでは、職場にいるかもしれないこんな人への考え方の転換を紹介してきます。

⬅ 自分は変えられるが

自分の考えを変える

この人間関係に悩んでいる!!

考え方の　一例

（例1）
言い方がキツイ人

行動に対する指摘のみ聞く
人格に対する指摘は無視

もし、人格否定をされたら？
→日時と言われたことをメモしておく

（例2）
無視する人

返事をするまで話しかける。聞こえていない場合もあり、言った言わないにつながる。意図的な無視なら、なおのこと相手が無視したくてもさせないことが大切。自分と患者さんを守るためにも。

（例3）
すぐ相手の評価をさげるひと

一つの失敗に対し「あなたにはもう任せられない」「もういいから」とか言う。その時は傷つくかもしれないけれど、その人からの評価を求めなくてもいい。「同じ失敗をしない」ことを徹底して、以前の自分と比べてどうか？を大事にする。そうすることで、周囲の信頼を得ることができる。

（例4）
陰口を言う人

陰口には絶対に乗らない。一度言ったら言われる側になり「陰口を言う人」として信頼されなくなる。言っているのであればやめる。

ポイントチェック！　　自分の考え方を変える　　がんばるラインを決めよう

他人は変えられない ─────────────┐
　　　　　　　　　　　　　　　　　　　　　↓
　　┌─そうはいってもしんどい!!─┐　　環境を変える　　

Part 3 医療安全

「どこまで今の職場でがんばるのか」
のラインを決める

（例）

がんばる
成長につながる心の痛み
・身体に不調をきたしていない
・食べられる、楽しいときに
　楽しめている
・上司に伝えれば解決する

　　　　　　　　　　　　　　部署異動

　　　　　　　　　　　　　　退職
　　　　　　　　　　　　　　　↑
がんばらなくていい　　　　│
身体に不調をきたす痛み ────┘
・身体からのSOSには素直に従う
・耐えなくてOK
・上司に伝えても解決が見込めない

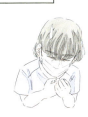

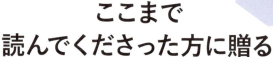

看護師 ソファちゃんより

ここまで
読んでくださった方に贈る
2つのオキテ

同じミスをしない
そのための努力以外に
できることはない

ルールを守るものだけが
ルールに守られる

押忍

@_sofachang

Part 4

退院支援や在宅看護

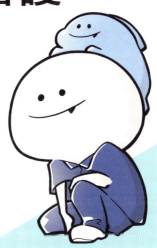

Part 4 退院支援や在宅看護

01 情報収集のオキテ

患者さんの状況や人柄などを聞くのはとても大切。主治医が発行する訪問看護指示書やフェイスシートからも情報を得ることができる。

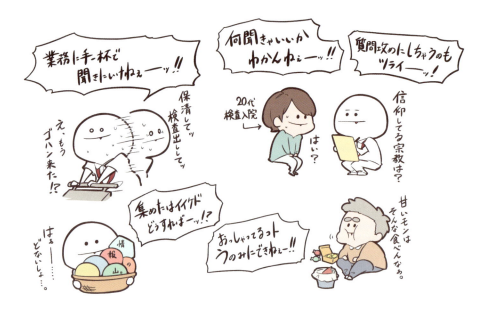

タイミングが大事！

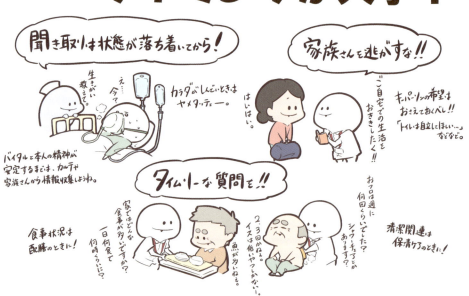

退院支援や在宅看護 02 聞き方のオキテ

情報を聞く理由や目的をきちんと伝えると、お互いに気持ちよく会話ができる。患者さんを「観察」しながら、生活を想像しながら聞くのも◎。

◆何のために聞くか伝えよう。

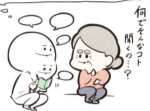
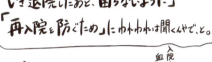
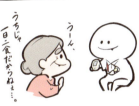
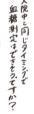

◆会話形式で聞いていこう。

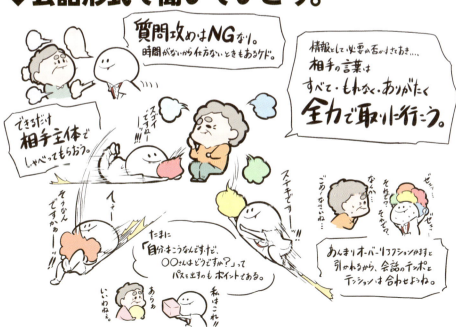

Part 4 退院支援や在宅看護

03 日々の援助のオキテ

退院したあとに患者さんが生活する環境は、本人と家族の希望で決定するため、退院先が決まったら日常生活の援助や再入院を防ぐための関わりが大切。

◆退院先を意識しよう。

退院先が「自宅」か「自宅以外の施設」か。それによって「患者さんが何をどこまで自分でできればいいのか」、「どんな環境やサービスが必要か」が決まる。
つまり 援助方法や目標が決まる。

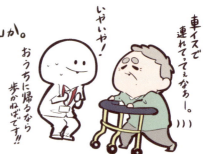

◆本人と家族の思いを聞こう。

退院先は「本人」と「家族」の希望で決まる。おのおのがどう思っているのか、聞き取りをしよう。

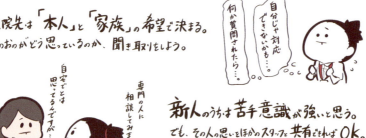

新人のうちは苦手意識が強いと思う。でも、その人の思いをほかのスタッフと共有できればOK。「思いを聞く」ことも立派な退院支援だよ。

◆回復の見通しを意識しよう。

患者さんは自宅を希望しているけど、家には階段や段差がある。こんなとき、「患者さんはどこまで回復するか」の見通しを立てておくことが重要だよ。

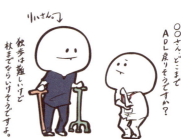

◆退院後の生活に寄せた援助を。

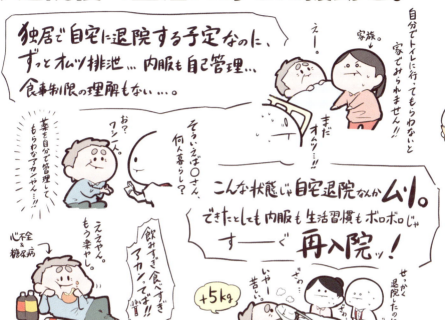

◆再入院を防ぐための関わりを。

- 入院に至った原因に対するアプローチ。
- 持っている力（筋力・認知機能）の維持。
- 退院後も継続が可能な習慣づけ。

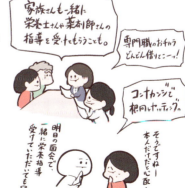

オムツの卒業！
最低限の使用頻度を把握しよう。

どんどん離床！

できる範囲の自己管理！
配薬アイテムたち。

Part 4 退院支援や在宅看護 04 サマリーのオキテ

患者さんの既往歴や治療方法などが書かれているため、退院先や転院先に情報を引き継ぐための重要な役割を果たしている。

サマリー…、それすなわち要約。患者さんはコンナカンジの人です。ってのをまとめた申し送り状みたいなモノなのです。

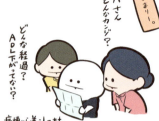

◆内容的なトコロ。

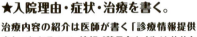

Aさんは心不全悪化で入院しまして。点滴・酸素で治療しまして。めっちゃ呼吸苦もあって寝たきりでして。

★入院理由・症状・治療を書く。
治療内容の紹介は医師が書く「診療情報提供書」でわかるので、情報（薬品名など）はおおまかでOK！

途中あんなコトやこんなコトがありましたけども。

★せん妄や転倒などのイベントは必ず書く。
今後、別の病院に転院になったらまた起こるかもなので…ね…。訪問看護からのサマリーに「せん妄歴あり」って書いていたら、病院側も最初から要注意で対応ができる。

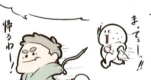

★入院前とくらべて、ADLや認知機能などが変化したことは必ず書く！

今はすっかり症状もなくなって杖歩行自立ですわ。

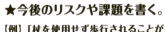

★今後のリスクや課題を書く。
【例】「杖を使用せず歩行されることがあり、転倒注意」「病状受け入れが不十分のため、心のケアが必要」「オムツ交換の指導を家族に実施したが、少し不安とのこと」などなど。

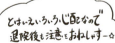

とはいえいろいろ心配なので退院後も注意をおねがいしまーす☆

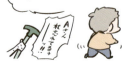

サマリーの小話

> 訪看やってて大事だなーって思ったコトとか、人から聞いたエピソードとか。

①最終排便日と保清日は大事。

病棟勤務時代、自分もよく書き忘れてた。
本当に悪かったと思っている。

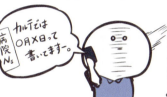

- カルテでは◯月×日って書いてます。
- もう7日…出てないの…？
- AM 2:00 便が出ず苦しいとオンコールかかってきた。
- 訪問日って限られてるし、便秘放置したら大変だから……オンコールで呼ばれたりだから…
- **かならず書こうね!!** お互いにね!!
- 出動—

排便コントロールをどうしてたかも教えて…ほしい…な…？ チラッ…
便マイナス何日で何飲むとか。浣腸するタイミングとか。そもそも毎日出たのかとか。

②ADLと認知機能はがっつり書こう。

よくある「トイレ動作 車イス使用 自立」とかは **NG!!**

- 尿意はある人なのか…？
- 自分でナースコールを押せるのか…？
- 車イスはベッドサイドに設置か？自分で移動できるのか…？位置は…？
- 失禁はまったくないのか…？

こんなギモンが残っちゃうーッ!!

とある地域連携室の看護師さん(元)によると、ケアマネさんからサマリーについての問い合わせが **めっちゃタフ**い らしい。

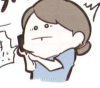

- Aさんなんですけどー！
- 知らんとこうで迷惑かけた…すみませんでした……がんばろうなみんな……。

「内服 一部介助」とかも NG。
「見守り」なのか「開封介助」なのかとかね。
程度によっては訪看の日を増やさなきゃとかもあるしね。

Part 4 退院支援や在宅看護

05 | 他職種のオキテ

医療・介護福祉サービスは異なる職種の人が利用者さんの情報を共有して協力することで、成り立っている。切れ目のないサービスを実現することを目標としている。

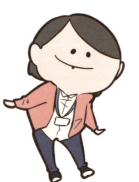

略してケアマネ。

ケアマネジャーさん。

利用者さんごとにプランを立てて生活のサポートをする。
われわれ、訪問看護師やヘルパーさん、デイサービスなど何のサービスがいつ入るかのスケジュールを組み立てている。

月：ヘルパー
火：訪問看護
水：デイサービス
木：ヘルパー
金：ヘルパー
土：デイサービス
日：訪問看護

独居のAさん、体調と内服は毎日誰かが訪問するから、そこで確認して…

入浴はデイサービスでしてもらって…

うむ。

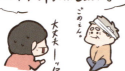

いつも利用者さんのことを気にかけておられて、救急で運ばれたとき、迎えに行ったりされる……ぴええ…。

ごめん。

大丈夫ーッ!?

主治医の先生。

いわゆる、かかりつけ医。
クリニックや総合病院など、所属先はさまざま。
複数の医療機関に通院している利用者さんもいるけど、状態が変化したときの報告は訪問看護指示書を発行している医師に行う。

いやいや!!
薬が変わってるやん!!

別に何もなかったで。

診察結果は利用者さんから聞き取りで把握してるよ。往診の場合はレポートがFAXでくる。

「覚えてない〜笑」っていう人もメッチャ多い。
もう病院に直接電話してる。

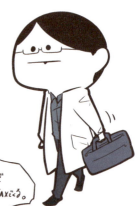

MSWさん。
（医療ソーシャルワーカー）

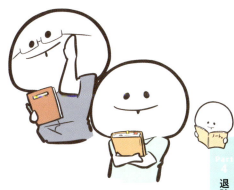

病院の地域連携室に勤務している。
「看護師＝医療のプロ」とするなら、
「医療ソーシャルワーカー＝福祉のプロ」。

患者さんが今後、「どこで」「どんな風に
暮らしたいか」を聞き、「しあわせな生活」を
実現するためにあらゆる制度を活用したり、
地域の職種と連絡・調整してくれる。

Part 4 退院・在宅

たとえば…

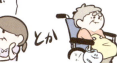

自宅で生活させてあげたい
けど、お金が…

もう家では暮らせんと思って。
おしっこの管が入ってるんじゃが、
みてくれる施設はあるんかのう。

とか

みたいな相談があったとき。

・オムツを支給してもらえる制度、ありますよ！
・医療費が何割かおさえられる制度、ありますよ！
・膀胱留置カテーテルの管理もしてくれる施設、ご案内します！

みたいに対応
してくださる!!

病棟看護師から
すんごい多い依頼は
「介護 or 医療保険の
説明してください〜ッ！」
だそうな。

頼んだコトあるわ。ワイも。

ヘルパーさん。

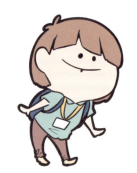

料理、掃除、洗濯、買い物、清潔ケア、排泄介助など利用者さんの生活支援を担っている人。
利用者さんの体調不良やけがなど、異常があれば知らせてくれる。

限られた時間で、しかも人ん家で家事全般をやってのけるってシンプルにスゴすぎて尊敬する日々です…。

訪問ごとの様子はノートで共有している。

フム、足に発赤が…。

訪問薬剤師さん。

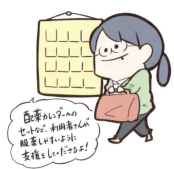

利用者さんの自宅に訪問して、処方箋を届けてくれる。副作用が出てないか飲みづらさや不自由なところはないかなどの聞き取りを行う。
必要なときに主治医に処方内容の変更を提案している。

配薬カレンダーへのセットなど、利用者さんが服薬しやすいように支援をしてくださるよ!

粒がデカくて飲みにくくてなぁ。

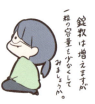

錠数は増えますが一粒の容量を少なくしてみましょうか。

デイサービスのみなさん。

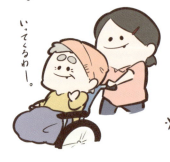

日帰りで利用できる通所サービス。
食事や入浴などの日常生活動作の援助やレクリエーションを通した交流やリハビリテーションを行う。
褥瘡の創傷処置や内服介助はデイサービスの看護師が行う。

いってくるわー。

※デイケアはリハビリテーションがメイン。

退院支援や在宅看護

06 訪問看護のオキテ

訪問看護師は、「訪問看護指示書」に基づいて訪問をしているよ。一日に何件も訪問するため、処置内容と時間を加味してスケジュールを組むよ。

◆どんなスケジュールで訪問してるのか。

利用者さんごとに訪問日が決まってるよ。

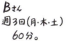
Aさん
週2回(月・木)
30分。

Bさん
週3回(月・木・土)
60分。

Cさん
週2回(水・土)
60分。

うーん…AさんとBさんは家近いからそのまま行くか…うーん…

Aさん
Bさん
Dさん
Eさん

これを踏まえて管理者さんがスタッフ一人一人の訪問スケジュール組んでくれる。まじで大変そう。

訪問件数は1日4〜5件とか。ステーションによって差は大きいケド。

介護保険で訪問看護を利用する場合	医療保険で訪問看護を利用する場合
⬇	⬇
介護認定の区分ごとの単位数の範囲内で訪問回数・時間が決定。	週に3回まで保険適用で利用可能。4回目からは訪問料が10割負担。

◆訪問看護指示書が絶対必要。

病棟でいう医師指示的なやつ。

この人こんな傷病名で何日から何日まで訪問して処置とか内容はこれやってください

指示期間など必須項目が書かれていたらフォーマットは何でもイイらしい。

指示書がなかったり、期間切れだったりしてると大変。

先生、指示書の発行お願いします〜‼

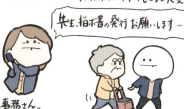

事務さん。

屋外歩行とかも「可」って指示書に書かれてなかったらやっちゃダメ。

Part 4 退院支援や在宅看護

07 退院間際のオキテ

いざ退院となったときに患者さんからよく聞かれることを3つ紹介。
先に「よくあるQ&A」として、伝えておくのもいいね。

◆患者さんからよく聞かれるコト。

その1. これからは、どこの病院に診てもらえばいいの？

退院後、定期的に診察して薬を処方してくれる「かかりつけ」が不明な場合があるそう…。同じ病院に通い続けてもらうのか地域のクリニックなどに引き継ぐのか診察自体終了でいいのか退院までに必ず確認しておこう。

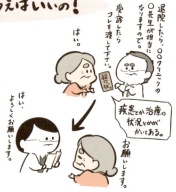

その2. 調子が悪くなったら、どうしたらいいの？

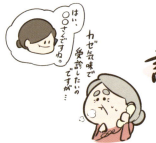

これも意外とわからないまま退院するといざというとき、不安だよね。基本はかかりつけの病院を受診してもらおう。知らない病院で受診してもカルテがないから、応急処置しかできない場合がある。それか、我慢しちゃうこともある。悪化したら大変だから、連絡だけでもほしいと伝えよう。

その3. 薬の飲み方を教えて。 めっちゃ多いらしいコレ。

「下剤や痛み止めの頓服ってどういうときに飲んだらいいの？」とか「食間っていつ？」ってことを最後の最後で聞かれることがあるらしい。ちゃんと患者さん自身が自宅で正確に使用できるよう、事前に説明しておこう。薬剤師さんにがっつり説明を依頼するのもいいよ。

退院支援や在宅看護 08

在宅看護のオキテ

在宅での医療行為を5つ紹介。医療的行為は病棟と変わらない部分もあるけど、利用者さんひとりひとりの情報共有と各生活環境の観察は、ほんとうに大事！

在宅での医療行為ってこんなカンジ。

在宅 × 膀胱留置カテーテル。

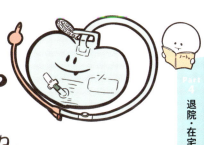

やってることは病棟となんら変わりはありません。

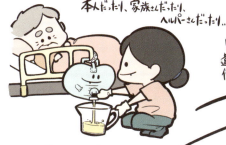

ただ、尿破棄とか管理してくれる人がいっぱい。本人だったり、家族さんだったり、ヘルパーさんだったり…

計量カップとか容器に移してトイレに捨てさせてもらう。

同じカップが違う家で料理用に使われててフクザツだった…。

破棄した量、時間、性状は、共有ノートに書かれる。

訪問したとき、共有ノートから24時間あたりの尿量や性状を把握。

だいたい1000くらいか。

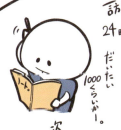

必要物品はあらかじめ処方されたヤツが家にある。

次なんだっけ…？

定期交換（月1回）は正直ドッキドキ。

あと尿もれが多くて閉塞疑惑のときも交換する。

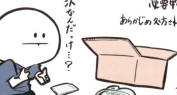

環境変化のせいか、できていたハズの清潔操作ができなくなる。

Part 4 退院・在宅

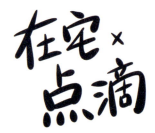

こっから物語は急展開。

⑤ 主治医から訪看事業所に在宅患者訪問点滴注射指示書が届く。
名前長ぇ──。

⑥ 利用者さん宅に点滴物品が届く。

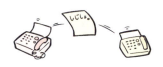

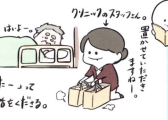
「物品届けましたー」って知らせの電話をくださる。

あとは指示に沿って点滴をするのだ。

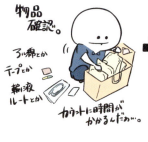
物品確認。
ラン液とかテープとか輸液ルートとか
カウントに時間がかかるんだが。

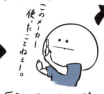
このメーカー使ったことねぇー。
医療機関ごとに物品が違う。…がんばる。
数に制限があるのも非常に緊張する。

指示書の内容を確認。
・点滴期間
・点滴内容
などなど。
訪問一人だともう穴あくように見て確認。

開始からロックまでの流れ。

午前10時。点滴開始。
はじめましたー
あいよ。

↓ ほかの訪問に行く。

午後17時ロック。みたいな。

☆ 往診のときに点滴が開始されていることも…
→ 訪看はその日はロックだけしに行く。
☆ 採血とか状態をみて主治医が点滴継続／中止する。

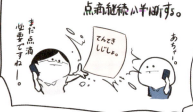
まだ点滴必要ですね─。
てんてきしじしょ
あちゃー。

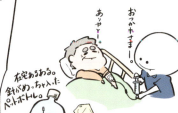
おつかれさま─。
あ─い。
あ、やー。
在宅あるある。針がめっちゃ入ったペットボトル。

投与が終わったら針部分だけちょん切って、ペットボトルとかに入れる。

Part 4 退院・在宅

Part 4 退院支援や在宅看護 08 | 在宅看護のオキテ

在宅 × 酸素療法。

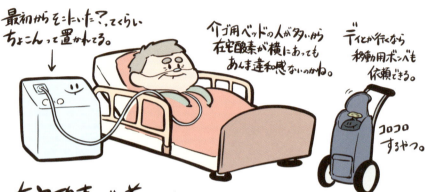

最初からそこにいた？ってくらいちょこんって置かれてる。

介ゴ用ベッドの人が多いから在宅酸素が横にあってもあんま違和感ないのかね。

デイとか行くなら移動用ボンベも依頼できる。

コロコロするやつ。

在宅酸素が導入されるまでの物語はだいたいコンナカンジ。

① ある日 利用者さんの呼吸状態が悪くなっている。

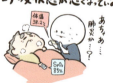

あちゃぁ…肺炎か…？

② 酸素投与が必要だ… というアセスメントに至る。

③ まず、本人・家族さんに説明。

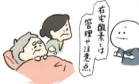

在宅酸素とは 管理や注意点

低酸素状態

説明のポイントと注意点

❁ 在宅酸素導入の適応 (あくまで医療保険を利用して在宅酸素を導入する適応)　❁ 火気厳禁など管理上の注意が守れるか。

在宅酸素には導入の適応基準を満たしている必要がある。
疾患：慢性呼吸不全、慢性心不全、肺高血圧症などなど。
基準：動脈血酸素分圧 (PaO$_2$) ≦ 55 Torr
もしくは PaO$_2$ ≦ 60 Torr で睡眠時や運動時に著しい低酸素血症をきたす。

適応基準を満たしても「認知機能が低下していてガンガン喫煙する」場合だと、安全な管理ができる保証がないので、主治医やケアマネジャーさんと相談して導入を断念することもある。

令和6年度の診療報酬改定では、「がん患者への酸素療法」も加算が認められて、呼吸苦を緩和するために 導入される場合もあるよ。

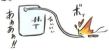

あぁぁぁ‼

④ 希望を確認したら、主治医に報告。

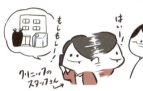
⑤ 主治医が酸素を処方。
取りあつかい業者を手配してくださる。

酸素って治療として投与するものだから、処方あつかいなんだって。

⑥ 自宅に届く。

吸引器と同様、エリアにもよるけどたいていその日に届く。田舎だと3時間くらいかかったり…。

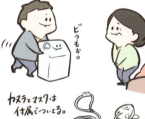
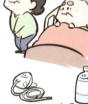
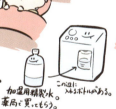
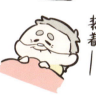

装着—

⑦ われわれは主治医から酸素のup-downの指示もらう。
（指示書にも入力してもらう。）

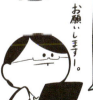

これは病棟と一緒だねぇ。
お願いします！

(例)
SpO₂：90％未満でO₂ 1ℓから開始。
95％以上で1ℓずつ減量。OFF可。
MAX：マスク7ℓまで。
90％キープできなければDr.call.

はぁい。

もし酸素が不要になったら、クリニックから業者に回収依頼して撤去されるよ。

Part 4 退院・在宅

Part 4 退院支援や在宅看護 08 | 在宅看護のオキテ

在宅 × 吸引。
在宅吸引器。

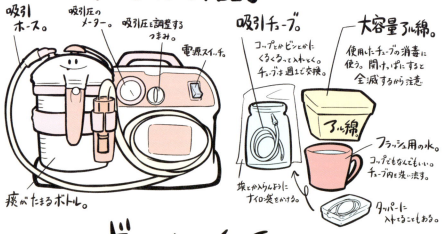

ざっくりな手順。

① チューブつなぐ。

② スイッチON。

③ 吸引。

④ アル綿とる。

⑤ 拭く。

⑥ 水を吸う。

⑦ 容器にくるくる入れて、ナイロン袋をふぁさぁ……ってかける。 finish→☆

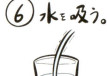
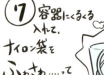
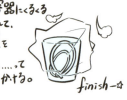

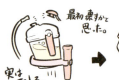
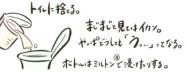

ボトルが満タンになりましたらば…　実は取れる。　最初棄すかと思った。　トイレに捨てる。　まじまじと見てはイカン。やっぱどうしても「う……」ってなる。ボトルはミルトン®で浸けたりする。

吸引器導入までの流れ。

① 痰がたまってる ＆ 自力で出せない… 窒息しちゃうのでは…？な事態。

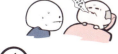

② 吸引器が必要だ！というアセスメントに至る。

③ まずは本人と家族に説明。吸引器を導入するか希望を確認。

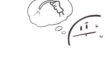

④ 希望されたらば、主治医へ報告。指示受けを行う。

指示書への記載も必要！

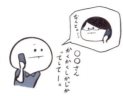

⑤ ケアマネさんへ連絡。

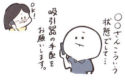

⑥ ケアマネさんが福祉用具の業者さんへ依頼してくださる。

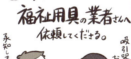

⑦ 福祉用具の業者さんが自宅に届けてくださる。

エリアとか平日か休日とかメーカーさんにもよるけど、その日のうちとかに持ってきてくれたりする。

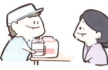

⑧ 同時進行ぐらいで家族さんに必要物品を依頼。環境を整える。

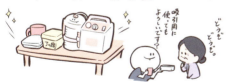

説明のポイント。

☆ 費用について。

ネットや福祉用具の業者さんから購入。

吸引チューブとボトル部分は購入。体液に触れるからね。

1箱20本入り 2000円とか。

本体はレンタルが主。

1か月 4000〜5000円とか。

一時的な使用ならレンタル、ずーっと使うなら本体ごと購入される場合も。

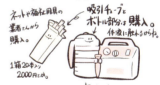

☆ 苦痛について。

痰がたまる原因が、肺炎などの疾患による一時的なものか、終末期の不可逆なものかも踏まえて説明する必要がある。

コロナの検査を受けた人ならわかると思うけど、吸引ってすんごい苦しいから、メリットとデメリットもしっかり理解してもらってから導入は決めてもらおう。

退院・在宅

Part 4 退院支援や在宅看護 08 | 在宅看護のオキテ

在宅 × 経営栄養。

使うモノとかはほぼ病棟と一緒。

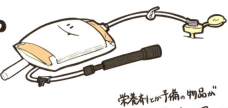

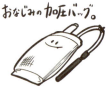
おなじみの加圧バッグ。

注入用シリンジ。

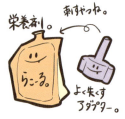
栄養剤。らこーる。刺すやつね。よく失くすアダプター。

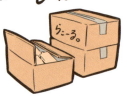
栄養剤とか予備の物品が段ボールでどーんって置いてある。らこーる。

違うところといえばやっぱり **注入速度** だと思う。

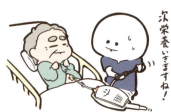
白湯終わった！次栄養いきますね！
気持ちゆっくりめにはショットしてる。今のところ吐いた人は見てない。

病棟勤務のときは内服・白湯のあとに 30分、時間をおいてたケド、在宅では立て続けに注入する。

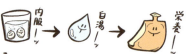
内服ーッ → 白湯ーッ → 栄養ーッ

訪問時間がだいたい30〜60分。経管栄養をしてる人は寝たきりの人が多いから、ケアが多いのもあって **時間がない。**

あとだいたい一日二食。昼は白湯だけとか。
午前・午後で訪問したり、 どっちかを家族さんに任せたりいろいろ。

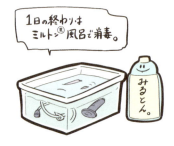
1日の終わりはミルトン®風呂で消毒。みるとん。

新人さんへ。

入職したての頃は、患者さんのお顔や名前も覚えられないまま、せわしなく毎日過ぎていきますよね。

毎日わからないことだらけで、つらいことのほうがきっと多いと思います。
自分も苦しい中で、病気で苦しんでいる患者さんに向き合わなければならないことも、大変だと思います。

「自分に聞かれてもわからない」「対処なんてできない」と不安に思うあまり、患者さんや家族さんとお話しすることをためらう場面もあるのではないでしょうか？

正直「わからなくてぜんぜん大丈夫」です。
わかる人を探す、教えてもらう、その人につなげる、これが新人にできる最大限の退院支援だと思います。

ただ、「わからないから何もしない人」にはならないでいてください。
「この子は私の言葉を聞いてくれる」と思ってもらえたらきっと患者さんはあなたに相談してくれると思います。

私も毎日ミスばっかり反省ばっかりですが、
皆さんと一緒に頑張って看護師をしようと思います。
ここまで読んでいただき、ありがとうございます。

看護師
ツナ。より

ツナ。の元気のヒケツ

新人看護師のみなさんへ
ツナ。が新人看護師時代に
持っていてよかったものや
元気を出すために
していたことを
紹介します！

TUNA.

持っててよかったもの

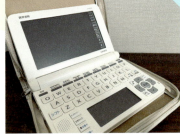

医療用の電子辞書
高いけど勉強にも調べ物にも使える
素敵ハックアイテム

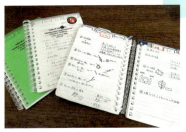

A6サイズのリングノート
リングが外れて差し替えができるやつが
超絶便利

そこそこ高いメーカーの白いスニーカー
値段は高いけどナースシューズとして使うと
足の負担が段違い過ぎて疲労度が劇的に改善

元気を出すためにしていたこと

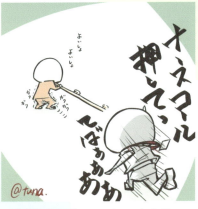

・看護師あるあるのイラストを描いて
　SNSに投稿
・飯テロ動画
・限界看護師の動画
・バスケ
・同期とあらん限りの贅を尽くしてみる
　（外食、ドンキで爆買い、通信ゲームなど）

Part 5

PT目線で見る
からだの知識

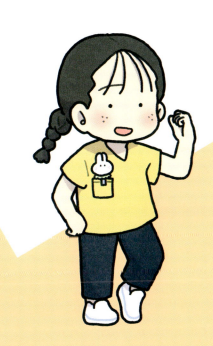

Part 5 PT目線で見る からだの知識

01 リハビリテーション室

病気やけが、術後の人の日常生活における動作の機能回復・悪化防止などを目指す場所。患者さんが一日でも早く復帰できるようなサポート体制が整っている。

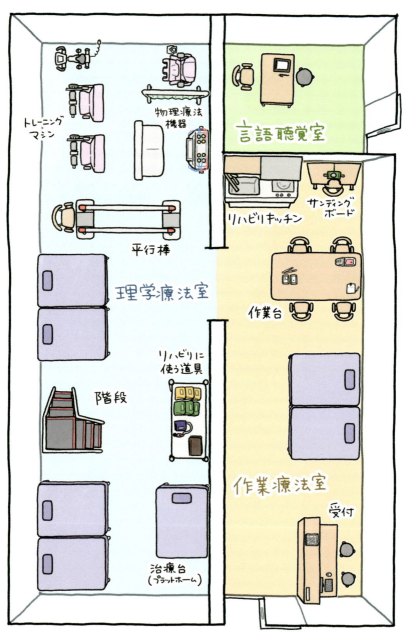

各リハビリスタッフの役割

 理学療法士
(Physical Therapist：PT)

- 身体の機能に対する介入
 （麻痺、可動域制限、
   筋力、バランス機能）
- 基本動作に対する介入
 （立つ、歩く、座るなど）
- 環境整備
 （杖・装具の処方、家屋評価）

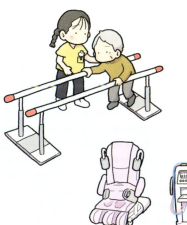

 作業療法士
(Occupational Therapist：OT)

- 日常生活動作に対する介入
 （家事、着替え、整容など）
- 精神面、高次脳機能障害への介入
- 社会復帰に向けた援助

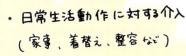
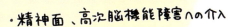
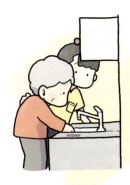
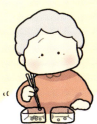

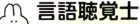 **言語聴覚士**
(Speech-Language-Hearing Therapist：ST)

- 口腔ケア
- 摂食、嚥下に対する介入
 （食べる　飲みこむ）
- コミュニケーション能力の改善

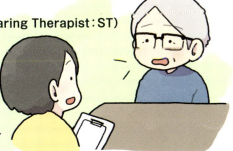

Part 5 PT目線で見る からだの知識 02

解剖のおさらい

骨・血管・神経・臓器の位置と形などの人体の構造についておさらいをしていきましょう。なんだっけと思ったときに見るだけでもOK。

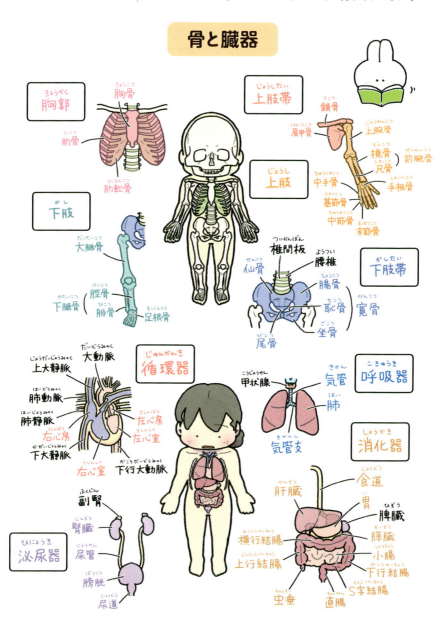

骨と臓器

血管と脳のはたらき

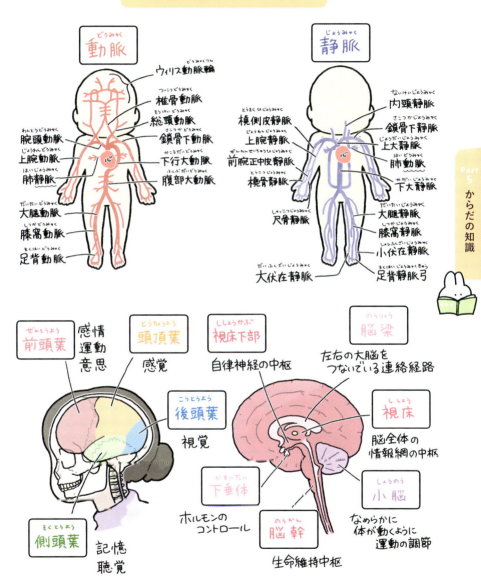

Part 5 PT目線で見るからだの知識 03

意識障害の評価

臨床現場では、迅速に患者の状態や時間の経過による変化を把握する必要があります。おさらいとして、GCSとJCSを活用して意識状態を客観的に評価しましょう。

グラスゴー・コーマ・スケール
GCSのおさらい

点数が低いほど重症
（とくに7点以下は予後不良）

Eye opening（開眼機能）

- 4点　自発的にできる
- 3点　よびかけに応じる
- 2点　痛み刺激に応じる
- 1点　反応がない

ぱちくり

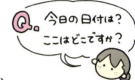
Q. 今日の日付は？ ここはどこですか？

Verbal response（言語反応）

- 5点　見当識あり（日付、時間、まわりの状況がわかる）
- 4点　混乱した会話
- 3点　不適当な会話（会話が成り立たない）
- 2点　理解できない発話
- 1点　発語がない

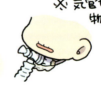
※気管切開など物理的に話せない場合、「Vt」と表記

Motor response（運動反応）

- 6点　指示に応じてできる
- 5点　局所的にできる
- 4点　痛み刺激からにげるような動き
- 3点　異常な屈曲運動
- 2点　四肢の伸展反射
- 1点　まったく動かない

例：GCS5点（E2、V1、M2）

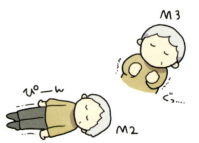
M3
ぴーん
ぐっ…
M2

ジャパン・コーマ・スケール
JCSのおさらい

 簡易的に意識レベルを評価できる

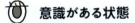 数字が大きいほど意識障害がある

⭐ 緊急用

意識がある状態

1 いまひとつはっきりしない
2 見当識障害がある
3 自分の名前、生年月日がわからない

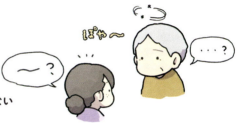

刺激をあたえると覚醒

10 よびかけで覚醒
20 大きな声、ゆさぶりで覚醒
30 痛み刺激、くり返すよびかけで覚醒

 爪床刺激

痛み刺激をあたえても覚醒しない

100 刺激を払いのける
200 刺激に対して手足が動く、顔をしかめる
300 刺激に対して反応なし

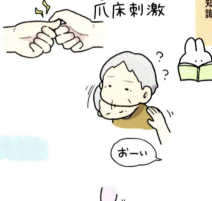

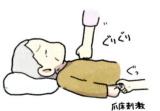

爪床刺激

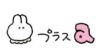 プラス

R：不穏状態　I：失禁　A：無動・無言様態
記載例：JCS 20、JCS100 -IA　など

Part 5 PT目線で見るからだの知識 04 ポジショニングのオキテ

褥瘡予防

POINT
- 局所的な圧を逃がす
- 適切な姿勢のサポート
  - 体のねじれや傾きを最小限に
  - リラックスできる姿勢

やせている人は骨が突出しているため局所に圧がかかりやすく褥瘡になりやすい

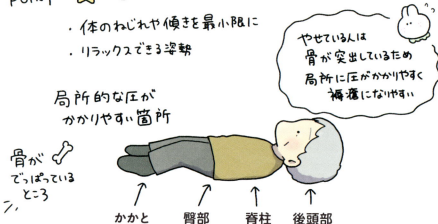

局所的な圧がかかりやすい箇所

骨がでっぱっているところ

↑かかと ↑臀部 ↑脊柱 ↑後頭部

背臥位のポジショニング

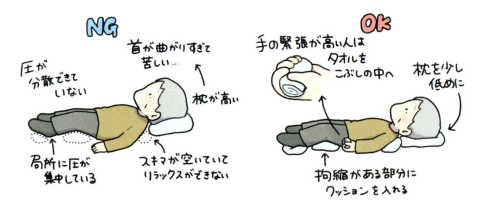

NG
- 圧が分散できていない
- 首が曲がりすぎて苦しい…
- 枕が高い
- 局所に圧が集中している
- スキマが空いていてリラックスができない

OK
- 手の緊張が高い人はタオルをこぶしの中へ
- 枕を少し低めに
- 拘縮がある部分にクッションを入れる

ポジショニングとは、快適で安全な姿勢を保つためのケアです。褥瘡予防や呼吸機能の改善など、身体機能の維持・回復を目的としています。

側臥位のポジショニング

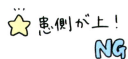
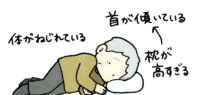
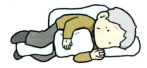

座位のポジショニング

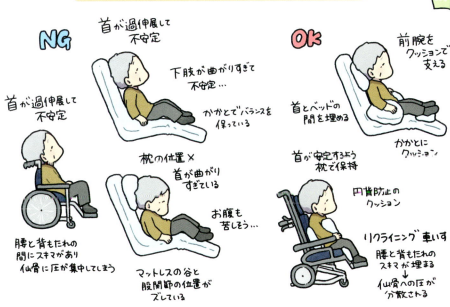

ラポール形成のオキテ

Part 5 PT目線で見るからだの知識 05

「ラポール」はフランス後で「架け橋」を意味します。相手と一緒にいて心地よい、お互いを信頼して打ち解けた関係を築くことです。

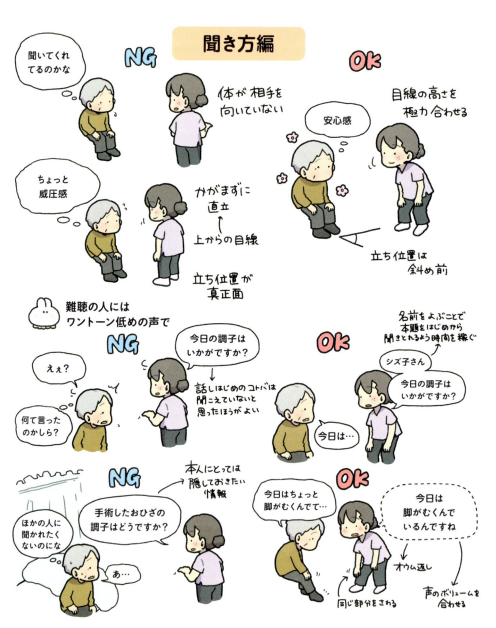

触れ方編

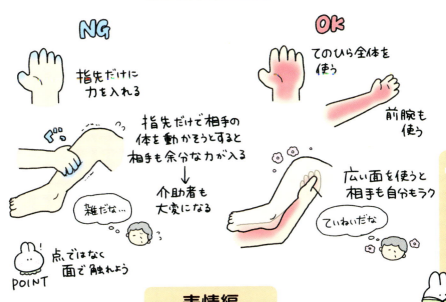

表情編

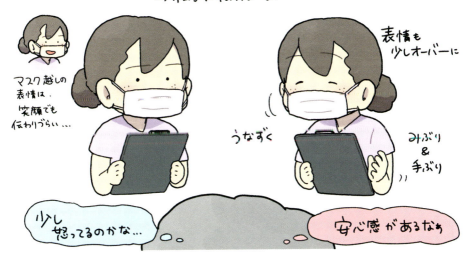

Part 5 05 ラポール形成のオキテ

障害受容を理解しよう

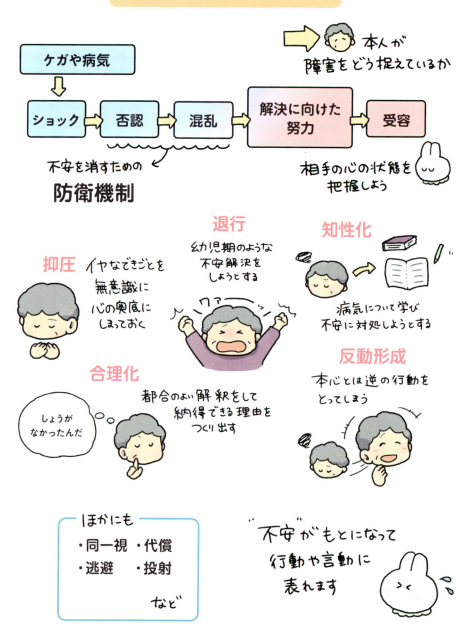

声かけ編

手術はうまくいきますかね…

→ こんなときあなたなら何と答えますか？
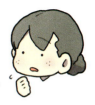

NG

逃避型
わたしにはわかりません
そんな言い方しなくても…

自分に聞かれているにもかかわらず相手の言葉を受け取ることなく突き放している

評価型
大丈夫ですよ！手術がんばりましょうね！
ちょっと話を聞いてほしいだけなんだけど…

相手の言動を勝手に評価して元気づけるが、相手は望んでいない

調査型
なぜそう思うんですか？
う――ん…

会話はかろうじて続くが、不安に寄り添うという意味では最適解ではない

解決型
寝不足だからネガティブになってしまうんでしょう
そうなのかなぁ…

相手の心のうちを自分なりに解釈してみるが、だいたい間違っていることのほうが多い

OK

理解型
手術がうまくいくか不安な気持ちなんですね
ええ…ちょっと不安で…

相手の発した言葉をそのまま受け取る！
（「憶測」はしなくてよい）

支持型
直前だし不安な気持ちにもなりますよね
ええ…ちょっと不安がありますね…

Part 5 からだの知識

Part 5 PT目線で見るからだの知識 06

起居動作介助のオキテ

起居動作とは、具体的に「寝返り」「起き上がり」「イスや床からの立ち上がり動作」のことです。ポイントと注意を一緒に確認していきましょう。

動作のキホン！

―― 順番 ――

① 寝返り → ② 起き上がり → ③ 立ち上がり → 移乗

① 寝返り

※例：患側が右の場合

POINT：膝や股関節の術後は曲げすぎ注意!!

STEP1 まず膝を曲げておく

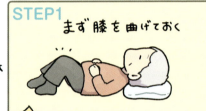

POINT：うまく腕が伸びない人は肩甲骨あたりから動きのサポートをしよう！

STEP2 目線＋上肢を健側へ

サイドレールをつかむなど…

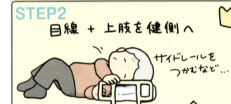

☆ 体のひねりをうまく使う！

STEP3 下半身も健側へたおす

起き上がる準備完了

POINT：下半身がついてこない人は骨盤あたりから動きのサポートをしよう！

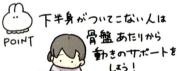

注意！
・腰椎の圧迫骨折
・腰の手術後
でコルセットをしている人
→ 体をひねるのはNG

上半身と下半身の動きを一体化！

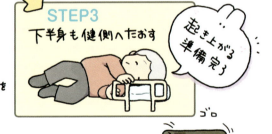

ゴロ ゴロ 丸太のようにひねらないようにサポート！

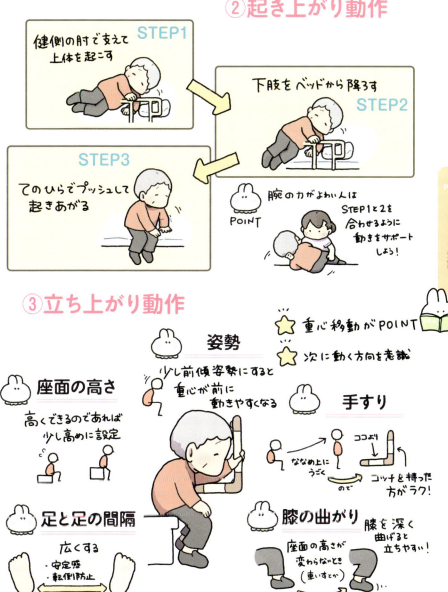

Part 5 PT目線で見るからだの知識

07 移乗介助のオキテ（トランスファー）

車いすで日常生活をおくる人に欠かせない移乗。介助者と介助される側がお互いがラクになるような移乗介助のコツを一緒に確認していきましょう。

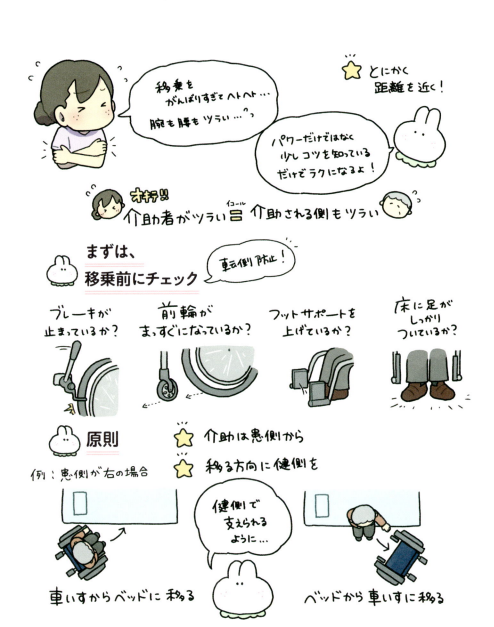

全介助の場合

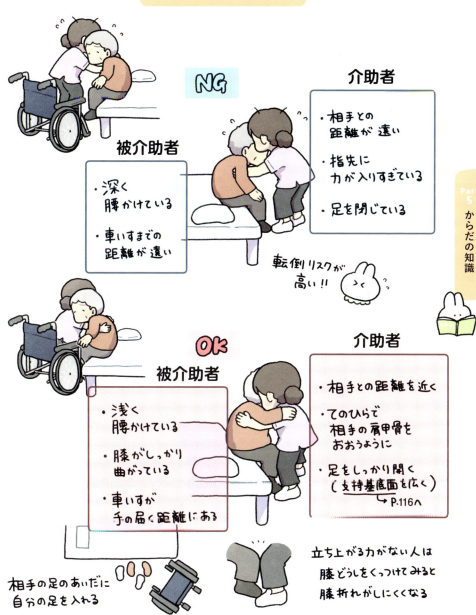

Part 5 PT目線で見るからだの知識

08 徒手筋力テスト（MMT）のオキテ

「0〜5までの6段階で筋力を評価します」

5 抵抗に充分耐えられる

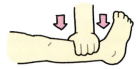

4 弱い抵抗なら耐えられる

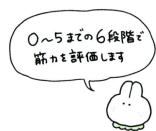

3 抵抗に耐えながら重力には耐えられる

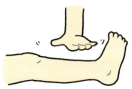

2 重力には耐えられないが少し動かせる

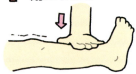

1 少しも動かせないがを触ると収縮が感じられる

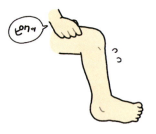

0 動かせないし筋肉の収縮も感じられない

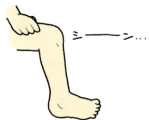

徒手筋力テスト（MMT）は、筋力評価方法の一つで、個々の筋肉で筋力が低下しているかどうかを徒手的に評価する検査法です。

☆ 原則
健側→患側の順でおこなう
- 脳梗塞後麻痺がある箇所はおこなわない
- レントゲンで骨癒合が確認できないうちはおこなわない
- カルテには「右/左」の順で書く（例：5/4）

☆ 手順

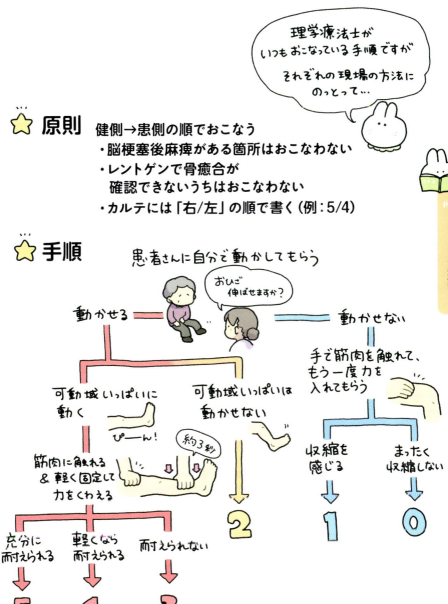

Part 5 PT目線で見るからだの知識

09 生活の手助けをする 福祉用具について

福祉用具は、介護や介助が必要な人の日常生活やリハビリテーション・機能訓練をサポートするための用具や機器です。

何のために福祉用具を使うの？

福祉用具の利用目的

① 失った機能を補う
② ADL、QOLの向上
③ 介助者の負担軽減
④ 病気の進行抑制（褥瘡予防など）
⑤ 事故防止

移動や移乗をおこなうにはバランス能力が大事！

★ **しじきていめん** 支持基底面 の広さが関係する

 支持基底面 とは床と接している面の外縁を結んだ範囲

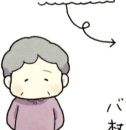

支持基底面

バランス能力が低下している人は杖や手すりなどの支えがあると支持する面が増えてバランスを崩しにくくなる

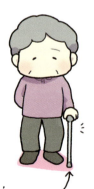

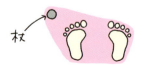
杖

★ 杖は健側で持つ
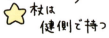

116

どんな人が何の福祉用具を使っているの？

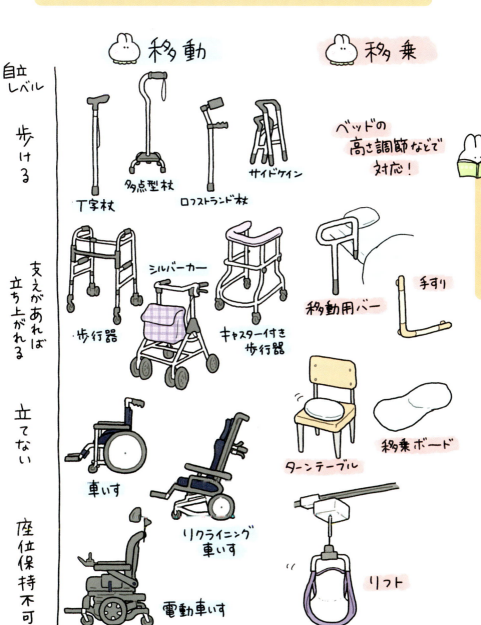

理学療法士
keiより

新人さんへ

応援してます!!

⭐ 1年目は何もわからなくて当たり前

経験年数が若いうちは **無敵モード** と思ってみましょう

10年目で何もわかっていないほうがマズいです

無敵のうちに たくさん吸収したモン勝ちです!

⭐ 先輩は後輩が困っていたら助けたい

後輩が何に悩んでいるのか 先輩は正直わかりません…

「お時間があるときに…」

相手への配慮は 忘れずに!

自分が何を解決したいのか **簡潔** にまとめて 相談してみましょう
⇩
先輩のアドバイスによって うまくいったら **感謝** を伝えましょう!
「教えて良かったな〜」と思います

⭐ 何か1つ、誰にも負けないことを持ってみる

特別なことじゃなくてよいです

例えば 「笑顔は誰にも負けない!」
「家で30分だけ勉強する時間をつくる!」

パァァァ…

自分の芯を1つ 持つだけで 自信がつきます!

看護記録で書く 漢字集

あ

あいき　曖気
あくえきしつ　悪液質
あくせつおん　握雪音
あっこん　圧痕
あつれきおん　軋轢音
あんぽう　罨法
いかんせんしゅくしゅ　易感染宿主
いきち　閾値
いざい　椅座位
いしきせいめい　意識清明
いしげきせい　易刺激性
いしゅく　萎縮
いしょく　異食
いつにゅう　溢乳
いどせい　易怒性
いろう　胃瘻
いわかん　違和感
いんこう　咽喉
いんとう　咽頭
うえん　迂遠
うし　齲歯
うんどうまひ　運動麻痺
えきか　腋窩
えし　壊死
えそ　壊疽
えんげ　嚥下
おうき　嘔気
おうせん　黄染
おうだん　黄疸
おうと　嘔吐
おうはん　黄斑
むかん　悪寒
おかんせんりつ　悪寒戦慄
おしん　悪心
おろ　悪露
おんせいしんとう　声音振盪

か

かいけつびょう　壊血病
かいない　回内
かいはくしょくべん　灰白色便
かいよう　潰瘍
かかんき　過換気

かがくこきゅう　下顎呼吸
かくおうだん　核黄疸
かくしゅつ　喀出
かくせい　郭清、覚醒
かくたん　喀痰
かこきゅう　過呼吸
かしょくしょう　過食症
かたい　下腿
かたまひ　片麻痺
かっけ　脚気
かっけつ　喀血
かのう　化膿
かひ　痂皮
かんおう　陥凹
かんかい　寛解
かんけつせいはこう　間欠性跛行
かんせつかどういき　関節可動域
かんせつこうしゅく　関節拘縮
かんだいせいけいれん　間代性痙攣
かんとん　嵌頓
かんぼつこきゅう　陥没呼吸
がい　臥位
がいか　外果
がいそう　咳嗽
がかんきんきゅう　牙関緊急
がくかせん　顎下線
がんか　眼窩
がんき　含気
がんけん　眼瞼
がんしん　眼振
がんそう　含嗽
がんめんこうちょう　顔面紅潮
がんめんそうはく　顔面蒼白
きがいしゅうしゅく　期外収縮
ききょう　気胸
きざこきゅう　起坐呼吸
きしねんりょ　希死念慮
きつおん　吃音
きつぎゃく　吃逆
きゅうしん　丘疹
さゆってつ　吸啜
きゅうまひ　球麻痺
きょうさく　狭窄
きょうすい　胸水
きょうちょく　強直
きょうつう　胸痛
きょうないくもん　胸内苦悶
きょげん　虚言
きょしょく　拒食
きりつせいていけつあつ　起立性低血圧
きろくぶつう　季肋部痛
きんいしゅく　筋萎縮

119

きんき　禁忌
きんこうちょく　筋硬直
きんせいぼうぎょ　筋性防御
きんまん　緊満
ぎそうかん　蟻走感
ぎゃくたい　虐待
ぎょうがい　仰臥位
くっきょくこうしゅく　屈曲拘縮
けいせいまひ　痙性麻痺
けいちょう　傾聴
けいぶこうちょく　頸部硬直
けいみん　傾眠
けいりゅうねつ　稽留熱
けいれん　痙攣
けっきょう　血胸
けっさつ　結紮
けっしん　欠伸
けっせん　血栓
けったい　結代
けったん　血痰
けっぺい　血餅
けつにょう　血尿
けつべん　血便
けんいん　牽引
けんたいかん　倦怠感
けんとうしき　見当識
けんばいようがいそう　犬吠様咳嗽
げきつう　激痛
げけつ　下血
げねつ　解熱
げり　下痢
げんうん　眩暈
げんかく　幻覚
げんし　幻視
げんしつう　幻肢痛
げんちょう　幻聴
こうかつ　口渇
こうがい　口蓋
こうきゅうはんちょう　後弓反張
こうげんびょう　膠原病
こうこうがい　硬口蓋
こうしゅく　拘縮
こうしんれつ　口唇裂
こうそく　梗塞
こうだつう　叩打痛
こうとう　喉頭
こうはん　紅斑
こうぶこうちょく　項部硬直
こうべん　硬便
こうやくかん　絞扼感
こおん　鼓音
こきゅうこんなん　呼吸困難

こきゅうこんなんそくはく　呼吸促拍
こきゅうよくせい　呼吸抑制
こくしょくべん　黒色便
こちょう　鼓腸
こつそしょうしょう　骨粗鬆症
こつみつど　骨密度
こんすい　昏睡
こんめい　昏迷
ごえん　誤嚥

さ

さいせきい　砕石位
さくにゅう　搾乳
さくらん　錯乱
させい　嗄声
さっかく　錯覚
さのう　砂嚢
さんじょく　産褥
さんどう　散瞳
さんりゅう　産瘤
ざんさ　残渣
ざんにょうかん　残尿感
ざんべんかん　残便感
しかい　哆開
しかん　弛緩
しかんほっさ　子癇発作
しが　歯牙
しくう　死腔
しこう　歯垢
ししまひ　四肢麻痺
しそうのうろう　歯槽膿漏
しちょうねつ　弛張熱
しっきん　失禁
しっこう　失行
しっしん　失神
しっちょう　失調
しつご　失語
しはん　紫斑
しみん　嗜眠
しゃくねつかん　灼熱感
しゃくねつつう　灼熱痛
しゃげ　瀉下
しゅうきせいこきゅう　周期性呼吸
しゅうそ　愁訴
しゅうめいかん　羞明感
しゅくどう　縮瞳
しゅくべん　宿便
しゅししんせん　手指振戦
しゅしょう　手掌
しゅだい　腫大
しゅちょう　腫脹
しゅはい　手背

しゅよう　腫瘍
しゅりゅう　腫瘤
しょうこうねつ　猩紅熱
しょうしゃく　焼灼
しょうそうかん　焦燥感
しょうたい　消退
しょくしふしん　食思不振
しろう　脂漏
しんかぶつう　心窩部痛
しんきこうしん　心悸亢進
しんきんこうそく　心筋梗塞
しんぎん　呻吟
しんざつおん　心雑音
しんしゅう　侵襲
しんしゅつえき　滲出液
しんじゅん　浸潤
しんせん　振戦
しんてん　伸展
しんなん　浸軟
じかく　痔核
じこう　耳垢
じさつきと　自殺企図
じしょうこうい　自傷行為
じめい　耳鳴
じゅうけつ　充血
じゅうとく　重篤
じょあつ　除圧
じょうちょう　冗長
じょうみゃくどちょう　静脈怒張
じょくそう　褥瘡
じょくふ　褥婦
じょつう　除痛
じょのうこうちょく　除脳硬直
じょみゃく　徐脈
じろう　痔瘻
じろう　耳漏
じんたい　靱帯
じんましん　蕁麻疹
すいたいがいろしょうじょう　錐体外路症状
すいぶんすいとう　水分出納
すいほう　水疱
すいようべん　水様便
ずいえきろう　髄液漏
ずがいないあつこうしん　頭蓋内圧亢進
ずがいないしゅっけつ　頭蓋内出血
ずじゅうかん　頭重感
せいしき　清拭
せきちん　赤沈
せっせきい　截石位
せっせつじゅつ　切截術
せっそう　切創
せんえん　遷延

せんけつべん　鮮血便
せんこう　穿孔
せんし　穿刺
せんつう　疝痛
ぜっこんちんか　舌根沈下
ぜったい　舌苔
ぜんえんせいはいにょう　遷延性排尿
ぜんそく　喘息
ぜんどうおん　蠕動音
ぜんめい　喘鳴
そうこう　奏効
そうしょう　創傷
そうはく　蒼白
そうようかん　掻痒感
そくがい　側臥位
そくせん　塞栓
そけいぶ　鼠径部
そけつ　阻血
そしゃく　咀嚼
ぞうあく　増悪

た

たいげ　帯下
たいやく　怠薬
たいん　多飲
たんまひ　単麻痺
だくおん　濁音
だっすい　脱水
ちかくどんま　知覚鈍麻
ちこう　恥垢
ちょうかんとん　腸嵌頓
ちょうけいこうはん　蝶形紅斑
ちょうぜんどう　腸蠕動
ちょうねんてん　腸捻転
ちょうへいそく　腸閉塞
ちょうろう　腸瘻
ちんがい　鎮咳
ちんつう　鎮痛
ついまひ　対麻痺
ていきゅう　啼泣
ていもう　剃毛
てきべん　摘便
でいじょうべん　泥状便
とうそう　凍瘡
とうつう　疼痛
とがん　兎眼
とぎゃく　吐逆
とけつ　吐血
とふ　塗布
とんぷく　頓服
どうき　動悸
どうこうさんだい　瞳孔散大

どうこうふどう　瞳孔不同
どうみゃくりゅう　動脈瘤
どせき　努責
どちょう　怒張
どんつう　鈍痛

な

ないか　内果
ないしゃし　内斜視
なんこうがい　軟口蓋
なんちょう　難聴
なんべん　軟便
にょうしょうしっきん　尿失禁
にょうせい　尿勢
にょうせん　尿線
にょうちんさ　尿沈渣
にょうりゅう　尿流
にょうりょう　尿量
ねっけい　熱型
ねつかん　熱感
ねんえきべん　粘液便
ねんちゅう　粘稠
ねんぱつおん　捻髪音
のうきょう　膿胸
のうしゅ　嚢腫
のうしんとう　脳震盪
のうにょう　膿尿

は

はいかい　徘徊
はいがい　背臥位
はいざつおん　肺雑音
はいすいしゅ　肺水腫
はいせいしん　肺性心
はいそくせんしょう　肺塞栓症
はいにょうこんなん　排尿困難
はいべん　排便
はいようしょうこうぐん　廃用症候群
はくどうつう　拍動痛
はこう　跛行
はんこん　瘢痕
はんちょうつう　反跳痛
ばっかん　抜管
ひしん　皮疹
ひたん　悲嘆
ひふくぶ　腓腹部
ひふそうようかん　皮膚掻痒感
ひよりみかんせん　日和見感染
ひんこきゅう　頻呼吸
ひんし　瀕死
ひんにょう　頻尿
ひんみゃく　頻脈

びらん　糜爛
ふうしん　風疹
ふかんじょうせつ　不感蒸泄
ふくがい　腹臥位
ふくすい　腹水
ふくぶぼうまん　腹部膨満
ふくめい　腹鳴
ふしゅ　浮腫
ふせいみゃく　不整脈
ふっくうせんし　腹腔穿刺
ふていしゅうそ　不定愁訴
ふみん　不眠
ふんもん　噴門
べんせんけつ　便潜血
ほうさんつう　放散痛
ほうそうえん　蜂巣炎
ぼうしん　膨疹
ぼうにょう　乏尿
ぼうまん　膨満
ほっしん　発疹
ほっせき　発赤

ま

ましん　麻疹
まんげつようがんぼう　満月様顔貌
むきはい　無気肺
むこきゅう　無呼吸
めんぽう　面皰
もうそう　妄想
もうまくはくり　網膜剥離

や

ゆうぜい　疣贅
ゆうもん　幽門
ようつい　腰椎
ようつう　腰痛

ら

らくせつ　落屑
りあくしゅ　離握手
りかん　罹患
りきゅうこうじゅう　裏急後重
りひか　離被架
りゅうぜん　流涎
りゅうるい　流涙
りんせつ　鱗屑
れんしゅく　攣縮
ろうこう　瘻孔
ろうしゅつ　漏出
ろうべん　弄便
ろか　濾過

索引

A

ADL ……………………… 55,78,80,81

C

CRR ……………………………… 25,26

D

DC（直流除細動器） ……………… 25
DNAR ……………………………… 27

E

ECMO ……………………………… 27

G

GCS（グラスゴー・コーマ・スケール） ……… 102

I

I-SBARC ………………………… 22,23

J

JCS（ジャパン・コーマ・スケール） …………… 103

S

SpO₂ ……………………… 21,24,43,91

T

TACO（輸血関連循環過負荷） …………… 45
TRALI（輸血関連急性肺障害） …………… 45

あ

アセスメント ……………………… 90,93
アルコール綿 ………………… 30,33,89,92
安楽 ………………………………… 55
アームダウン法 …………………… 31
胃 ………………………………… 100
意識の醸成 ………………………… 61
移植片対宿主病 …………………… 46
一時性 ……………………………… 58
胃ろう ……………………………… 27
インシデント ………………… 62〜73
意識障害の評価 ………………… 102,103
意思決定 …………………………… 27
移乗介助 …………………………… 112

（右上段）

医療安全 …………………………… 69
医療過誤 …………………………… 62
医療行為 ………………………… 62,87
医療事故 …………………………… 62
医療ソーシャルワーカー（MSW） ………… 83
医療保険 ………………………… 83,85
ウィリウス動脈輪 ………………… 101
ウイルス感染症 …………………… 46
右心室 ……………………………… 100
右心房 ……………………………… 100
ABO不適合輸血 ………………… 44
栄養剤 ……………………………… 94
S字結腸 …………………………… 100
N95マスク ……………………… 49〜51
援助 ………………………………… 78
横行結腸 …………………………… 100
加圧バッグ ………………………… 94

か

解決型 ……………………………… 109
介護保険 …………………………… 85
介護保険制度 ……………………… 57
会話形式 …………………………… 77
下肢 ………………………… 100,105,111
下肢帯 ……………………………… 100
下垂体 ……………………………… 101
下腿骨 ……………………………… 100
下行結腸 …………………………… 100
下行大動脈 …………………… 100,101
下大静脈 ……………………… 100,101
環境整備 ………………………… 19,54
寛骨 ………………………………… 100
肝臓 ………………………………… 100
患側 ………………… 105,110,112,115
感染対策 …………………………… 55
カンファレンス ………………… 59,61
気管 ………………………………… 100
気管支 ……………………………… 100
聞き方 ……………………………… 77
基節骨 ……………………………… 100
吸引器 ………………………… 91,92,93
吸引セット ………………………… 54
救急カート ……………………… 25,47
急性溶血性副作用（ATHR） …………… 44
急変対応 …………………………… 24
救命処置 …………………………… 27
胸郭 ………………………………… 100
胸骨 ………………………………… 100
胸骨圧迫 ……………………… 25,26,27

123

凝固	37
禁忌	31
駆血帯	16,30,31,36
クレンチング	33
クレンメ	40,41,42,47
ケアマネジャー	82
経管栄養	94
脛骨	100
血液型	37
血液型検査	39
血液製剤	40,41,42,47
血液分注ホルダー	36
血算	37
血漿分画製剤	39
血糖	37
肩甲骨	100
言語聴覚士（ST）	99
健側	111,112,115,116
交差適合試験	39,41
拘縮	104
甲状腺	100
抗生剤	88
拘束解除	57,61
後頭葉	101
合理化	108
股関節	105
呼吸器	100
個人防護具（PPE）	48
コミュニケーションエラー	71

さ

細菌感染症	46
座位のポジショニング	105
採血	30〜37
採血スピッツ	30
採血ホルダー	30,34
在宅看護	87
在宅患者訪問点滴注射指示書	88,89
在宅吸引器	92
在宅酸素	90
作業療法士（OT）	99
鎖骨	100
鎖骨下静脈	101
鎖骨下動脈	101
坐骨	100
左心室	100
左心房	100
サチュレーション	25
サマリー	80

座面	111
3交代制	17
三方活栓	25
酸素療法	90,91
自己管理	79
自己血輸血	39
支持型	109
支持基底面	113,116
視床	101
視床下部	101
死戦期呼吸	26
膝窩静脈	101
膝窩動脈	101
シリンジ	30
シリンジ採血	30,35,37
真空管採血	30,34,37
身体拘束	57,58,59
身体拘束具	54
診療情報提供書	80
心電図モニター	54
心肺蘇生法	27
深部静脈血栓症（DVT）	60
人工呼吸	26
人工呼吸器	27
尺側皮静脈	32
尺骨	100
尺骨静脈	101
シャント	31
収縮期血圧	24
手根骨	100
手指衛生	49,50
循環器	100
消化器	100
小腸	100
小伏在静脈	101
食事状況	76
食道	100
小脳	101
上行結腸	100
上肢	100
上肢帯	100
上大静脈	100,101
情報収集	19,20,76
静脈	101
静脈血採血	30〜37
上腕骨	100
上腕静脈	101
上腕動脈	101
褥瘡	84,104

神経誤穿刺	34,35	窒息	93
新鮮凍結血漿（FFP）	38	遅発性溶血性副作用（DHTR）	44
心拍数	24	中手骨	100
腎臓	100	虫垂	100
スイスチーズモデル	68	肘正中皮静脈	32
膵臓	100	中節骨	100
スタンダードプリコーション	48	注入用シリンジ	94
スワーリング	40	腸骨	100
生化学	37	調査型	109
清潔ケア	18,19	直針	30
成功体験	68,71	直腸	100
性状	87	椎間板	100
正中皮静脈	32	椎骨動脈	101
成分献血	39	デイサービス	82,84
赤沈	37	点滴	88,89
赤血球製剤（RBC）	38	転倒混和	34
切迫性	58	臀部	104
全血献血	39	同一視	108
仙骨	100,105	橈骨	100
穿刺	32,34,35	橈骨静脈	101
前頭葉	101	投射	108
前腕骨	100	同種血輸血	39
前腕正中皮静脈	101	橈側皮静脈	32,101
挿管	25	頭頂葉	101
総頸動脈	101	逃避	108
側臥位のポジショニング	105	逃避型	109
側頭葉	101	動脈	101
足背静脈弓	101	動脈血酸素分圧（PaO$_2$）	90
足背動脈	101	徒手筋力テスト	114
足根骨	100	独居	79

	た			な	
退院支援	78	内頸静脈	101
退院間際	86	2交代制	17
体幹抑制	58	日常生活援助	18
退行	108	日常生活動作	84
代償	108	日中離床	56
大腿骨	100	尿管	100
大腿静脈	101	尿道	100
大腿動脈	101	認知機能	79,80,81
大動脈	100	脳幹	101
大伏在静脈	101	濃厚血小板（PC）	38
多剤耐性緑膿菌	48	脳梁	101
他職種	82〜84				
脱水	88		は		
地域連携室	83,86	肺	100
チームエラー	71	肺炎	93
恥骨	100	背臥位のポジショニング	104
知性化	108	肺高血圧症	90

肺静脈	100,101
バイタルサイン	25,41,42
肺動脈	100,101
ハインリッヒの法則	62
発熱性非溶血性副作用（FNHTR）	45
バッグバルブマスク	25,26
反動形成	108
板	20
バンコマイシン耐性黄色ブドウ球菌（VRSA）	48
腓骨	100
尾骨	100
脾臓	100
非代替性	58
泌尿器	100
ヒヤリ・ハット	62
ヒューマンエラー	71
評価型	109
Vライン	25
不規則抗体検査	39
副作用	43,44
福祉用具	93,116
副腎	100
腹部大動脈	101
プライミング	41
フルコード	27
分注	36
ヘパリンナトリウム	37
ヘルパー	84
防衛機制	108
膀胱	100
膀胱留置カテーテル	83,87
防水シート	32
補液	88
保清	76,81
訪問看護	85
訪問看護指示書	82,85
訪問薬剤師	84
ホワイトボード	65

ま

末節骨	100
麻痺	99
慢性呼吸不全	90
慢性心不全	90
迷走神経反射	31
メチシリン耐性黄色ブドウ球菌（MRSA）	48
モニター心電図	25
モニタリング	25

ゆ

輸血	19,38
輸血後GVHD	46
輸血ポンプ	54

よ

溶血	35,40
腰椎	100,110
抑圧	108
翼状針	30

ら

ラポール形成	106〜109
理解型	109
理学療法士（PT）	99
離床	79
離床センサー	56
療養環境	54
6R	67
6W1H	63
肋軟骨	100
肋骨	100

わ

腕頭動脈	101

参考文献

Part1　まずは知っておく看護業務
- 日本救急医学会：https://www.jaam.jp/dictionary/dictionary/word/0308.html（2025/3/13）
- SBAR：https://journals.lww.com/nursingmadeincrediblyeasy/Fulltext/2016/01000/Add_identity_to_SBAR.2.aspx（2025/3/13）
- 日本医療労働組合連合会：2024年度夜勤実態調査結果，http://irouren.or.jp/news/c89c7041a0515991b80999921daa28630dfb1704.pdf（2025/3/13）
- NTT東関東病院 看護部：完全版ビジュアル臨床看護技術ガイド, 照林社, 2015
- 志賀隆ほか：夜の勤務のサバイバル, メディカル・サイエンス・インターナショナル, 2023 https://www.medsi.co.jp/products/detail/3895
- American Heart Association（AHA：アメリカ心臓協会）：ACLSプロバイダーマニュアル AHAガイドライン2020準拠, シナジー, 2022

Part2　おさえておきたい看護技術
- Nursing Skills：静脈血採血
- Nursing Skills：輸血時の副作用
- Nursing Skills：スタンダードプリコーション（標準予防策）の実施
- 職業感染制御研究会：https://www.safety.jrgoicp.org/img/download/ppe_catalog_2011/個人用防護具（PPE）の着脱の手順一覧_抜粋_高解像度_見開き版.pdf （2025/3/13）
- スリーエムジャパン株式会社：3M™ Aura™ N95 微粒子用マスク（医療用）1870+.正しい着脱方法, https://multimedia.3m.com/mws/media/1508057O/hpm-578.pdf（2025/3/13）
- 日本赤十字社：輸血の副作用, https://www.jrc.or.jp/mr/reaction/（2025/3/13）
- NTT東関東病院 看護部：完全版ビジュアル臨床看護技術ガイド, 照林社, 2015
- 医療情報科学研究所：看護技術がみえるvol.2臨床看護技術, メディックメディア, 2018
- 久保健太郎ほか：先輩ナースが書いた看護のトリセツ, 照林社, 2019

Part3　現場で考えたい医療安全
- 公益財団法人日本医療機能評価機構：医療事故情報収集等事業, IV.医療事故防止策 https://www.med-safe.jp/（2025/3/13）
- 厚生労働省：インシデント・医療事故の定義について, 2007 https://www.mhlw.go.jp/topics/2009/03/tp0331-2/dl/tp0331-2al_0006.pdf（2025/3/13）
- 佐相邦英：チームによるエラー防止に向けて—チームエラーの概念から考える.看護管理12（11）：826-829, 2002 https://webview.isho.jp/journal/detail/abs/10.11477/mf.1686901535（2025/3/13）

Part4　退院支援や在宅看護
- 厚生労働省ホームページ：訪問看護のしくみ, https://www.mhlw.go.jp/file/06-Seisakujouhou-12200000-Shakaiengokyokushougaihokenfukushibu/0000123638.pdf（2025/3/13）
- 帝人ファーマ株式会社　帝人ヘルスケア株式会社：慢性呼吸不全への在宅酸素療法. https://medical.teijin-pharma.co.jp/respiratory/hot.html（2025/3/13）

Part5　PT目線で見るからだの知識
- 落合慈之ほか：リハビリテーションビジュアルブック第2版, p.2, Gakken, 2016
- 下正宗：1 人体の構造と機能（コアテキスト）2版, p.84,109,282,342, 医学書院, 2010
- 石川朗ほか：理学療法テキスト 内部障害理学療法学 循環・代謝, p.15, 中山書店, 2107
- 落合慈之ほか：リハビリテーションビジュアルブック第2版, p.34, Gakken, 2016
- 田崎義昭ほか：ベッドサイドの神経の診かた, p.284, 南山堂, 2016
- 石川朗ほか：理学療法テキスト 神経障害理学療法学Ⅰ, p.55-56,105, 中山書店, 2020
- 奈良勲ほか：理学療法概論　第7版, p.305-306,315, 医歯薬出版, 2019
- 石川朗ほか：理学療法テキスト 神経障害理学療法学Ⅰ, p.107-109, 中山書店, 2020
- Helen J. Hislop, Dale Avers, Marybeth Brown et al.：新・徒手筋力検査法 原著第9版, p.2-5, 協同医書出版, 2014
- 千住秀明ほか：生活環境論, p.109, 九州神陵文庫, 2006

できると言われる

看護のオキテ

2025 年 5 月 12 日　　第 1 刷発行

著　　　かげ　はや　ソファちゃん　ツナ。　kei

発 行 人　山本教雄
編 集 人　向井直人
発 行 所　メディカル・ケア・サービス株式会社
　　　　　〒330-6029　埼玉県さいたま市中央区新都心11-2
　　　　　ランド・アクシス・タワー29 階
発行発売　株式会社Gakken
　　　　　〒 141-8416　東京都品川区西五反田 2-11-8
印 刷 所　TOPPANクロレ株式会社

この本に関する各種お問い合わせ
●本の内容については、下記サイトのお問い合わせフォームよりお願いします。
　https://www.mcsg.co.jp/contact/
●在庫については　Tel 03-6431-1250（販売部）
●不良品（落丁、乱丁）については　Tel 0570-000577
　学研業務センター　〒 354-0045 埼玉県入間郡三芳町上富 279-1
●上記以外のお問い合わせは　Tel 0570-056-710（学研グループ総合案内）

©Kage/Haya/Sofa/Tuna/kei 2025 Printed in Japan
本書の無断転載、複製、複写（コピー）、翻訳を禁じます。本書を代行業者等の第三者に
依頼してスキャンやデジタル化することは、たとえ個人や家庭内の利用であっても、著
作権法上、認められておりません。

本書に記載されている内容は、出版時の最新情報に基づくとともに、臨床例をもとに正
確かつ普遍化すべく、著者、編者、監修者、編集委員ならびに出版社それぞれが最善の
努力をしております。しかし、本書の記載内容によりトラブルや損害、不測の事故等が
生じた場合、著者、編者、監修者、編集委員ならびに出版社は、その責を負いかねます。
また、本書に記載されている医薬品や機器等の使用にあたっては、常に最新の各々の添
付文書（電子添文）や取扱説明書を参照のうえ、適応や使用方法等をご確認ください。
　　　　　　　　　　　　　　　　　　　　　メディカル・ケア・サービス株式会社

学研グループの書籍・雑誌についての新刊情報・詳細情報は、下記をご覧ください。
学研出版サイト https://hon.gakken.jp/